人工晶状体屈光度计算
专家共识与解读

（2019 版）

主　编　杨文利

副主编　王　勇　吴明星　俞阿勇

人民卫生出版社

图书在版编目（CIP）数据

人工晶状体屈光度计算专家共识与解读：2019 版 /
杨文利主编 . —北京：人民卫生出版社，2019
ISBN 978-7-117-28422-6

Ⅰ.①人… Ⅱ.①杨… Ⅲ.①人工晶体 – 研究 Ⅳ.
①R318.18

中国版本图书馆 CIP 数据核字（2019）第 072131 号

人卫智网	www.ipmph.com	医学教育、学术、考试、健康，
		购书智慧智能综合服务平台
人卫官网	www.pmph.com	人卫官方资讯发布平台

人工晶状体屈光度计算专家共识与解读
（2019 版）

主　　编：杨文利
出版发行：人民卫生出版社（中继线 010-59780011）
地　　址：北京市朝阳区潘家园南里 19 号
邮　　编：100021
E - mail：pmph @ pmph.com
购书热线：010-59787592　010-59787584　010-65264830
印　　刷：北京盛通印刷股份有限公司
经　　销：新华书店
开　　本：710×1000　1/16　印张：11
字　　数：158 千字
版　　次：2019 年 5 月第 1 版　2019 年 5 月第 1 版第 1 次印刷
标准书号：ISBN 978-7-117-28422-6
定　　价：106.00 元

打击盗版举报电话：010-59787491　**E-mail: WQ @ pmph.com**
（凡属印装质量问题请与本社市场营销中心联系退换）

参加编写人员（按姓氏笔画排序）

王　勇　武汉爱尔眼科医院

王于蓝　上海交通大学附属第一人民医院,上海市眼病防治中心

王桂敏　山东中医药大学附属眼科医院

史铭宇　中国医科大学附属第四医院

毕宏生　山东中医药大学附属眼科医院

汤　欣　天津市眼科医院

杨文利　首都医科大学附属北京同仁医院

吴明星　中山大学中山眼科中心

邹海东　上海交通大学附属第一人民医院,上海市眼病防治中心

俞阿勇　温州医科大学附属眼视光医院

徐　雯　浙江大学医学院附属第二医院眼科中心

黄永志　四川大学华西医院

蒋永祥　复旦大学附属眼耳鼻喉科医院

潘红飙　中国科学技术大学附属第一医院

审阅专家（按姓氏笔画排序）

王 军　首都医科大学附属北京同仁医院

王 薇　北京大学第三医院

兰长骏　川北医学院附属医院

李朝辉　中国人民解放军总医院第一医学中心

宋旭东　首都医科大学附属北京同仁医院

张 红　天津医科大学眼科医院

张劲松　中国医科大学附属第四医院

张铭志　汕头大学·香港中文大学联合汕头国际眼科中心

陈伟蓉　中山大学中山眼科中心

郝燕生　北京大学第三医院

钟 勇　北京协和医院

郭海科　上海和平眼科医院

序

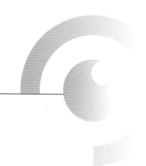

　　人工晶状体屈光度的计算是实现白内障摘除联合眼内人工晶状体植入手术成功的一个重要环节，如果计算错误将严重影响白内障摘除及人工晶状体植入手术效果。屈光性白内障手术较之单纯复明性白内障手术对人工晶状体屈光度的计算有更高的期望，由于人工晶状体屈光度计算影响因素众多，因此目前还没有一个统一的规范。

　　为提高人工晶状体屈光度计算的准确性，促进屈光性白内障手术的发展，由首都医科大学附属北京同仁医院杨文利主任与国内主要从事人工晶状体屈光度计算和应用的相关专家共同编写了《人工晶状体屈光度计算专家共识与解读》。本书包括专家共识和解读两个部分，专家共识为人工晶状体屈光度计算的最基本原则；同时为方便读者对专家共识的理解和使用，本书还对专家共识的内容进行了详尽解读，以满足读者实际使用的要求。

　　该共识在起草阶段参考了大量国内外相关文献，力求与国际相关共识接轨，同时还结合我国实际情况增加了国内目前应用广泛的相关检查仪器的使用共识。书稿在成文前已广泛征求了各方面专家的意见，成文后再次请国内白内障领域的相关专家审阅，终成此书。

相信本书的出版一定会促进人工晶状体屈光度计算方法的规范,并为提高人工晶状体屈光度计算的准确性提供重要参考,为病人在人工晶状体植入手术后获得更满意的治疗效果提供保证。

祝贺本书的出版,谨以此为序。

中国人民解放军总医院第一医学中心

中华医学会眼科学分会白内障学组顾问

2019 年 1 月

前　言

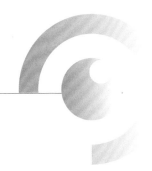

　　白内障摘除联合眼内人工晶状体植入手术已经从复明性手术向屈光性手术发展,而手术后的效果也已经不仅仅是提高视力,而是需要同时改善既往已经存在的影响视觉质量的问题。随着白内障手术技术日臻成熟,影响手术效果的手术因素逐渐减少。非手术因素中以人工晶状体屈光度的计算影响最大,因此精准眼生物测量已经成为一项迫在眉睫需要总结、规范和提高的任务。

　　白内障摘除联合人工晶状体植入手术的眼生物测量主要包括眼球生物学参数和角膜相关参数的测量;人工晶状体屈光度的计算包括人工晶状体计算公式的选择和A常数的优化等方面。上述因素均在不同程度上影响植入眼内的人工晶状体屈光度的准确性,直接影响人工晶状体植入手术的治疗效果。为进一步规范和指导白内障摘除及人工晶状体植入手术前人工晶状体的测量和计算方法,我们在参考国内外文献的基础上,结合国内现阶段生物测量的实际情况,经过认真、全面、充分的讨论达成本临床共识,供读者参考。

　　全书分为专家共识和解读两个部分。第一部分主要为人工晶状体屈光度计算的最基本原则,是一般性和指导性的内容。第二部分针对第一部分每一条原则的具体运用进行了详尽的解读,针对临床使用过程中可能遇到的问题结合专家共识进行总结、分析,结合作者的实践经验进行阐述,希望对广大读者在实际工作中的具体应用有所帮助。因人工晶状体屈光度的计算涉及仪器众多,使用情况各异,为满足各层面读者的使用要求,对不同类型的仪器,本解读均选择这一类中具有代表性的诊断设备,详尽介绍其操作方法,以满足读者学习需要。

本专家共识的内容及所涉及的具体操作数值的判定依据与国际同类共识的标准完全接轨,同时结合国情进行适当修改,为人工晶状体计算的最基本要求和准则。在对共识进行解读时,如果在业界已有被认可的解决方法,则直接推荐读者使用;少部分国内外尚未达成一致的处理方法,则以建议性的方式提供解决方法供读者临床使用时参考。

随着新的手术技术、新的检查仪器、新的人工晶状体计算公式、新的 A 常数的优化方法的不断出现,任何共识和解读的内容都可能存在一定的局限性。本共识为 2019 版,希望接下来能够随着技术和方法的进步而得到不断更新,保持本共识的先进性和代表性。也恳请各位专家在阅读过程中如发现问题,能对本共识和解读的错误和不足提出修改意见,以便再版时修订。

杨文利

2019 年 1 月

目 录

第一部分

人工晶状体屈光度计算专家共识

随着手术技术的发展和新型功能性人工晶状体的出现,白内障的手术治疗从复明性手术向屈光性手术发展,受检者对手术后的效果已经不仅仅满足于视力的提高,更希望在提高视力的同时改善既往已经存在的影响视觉质量的问题。因此白内障摘除及人工晶状体植入手术前的精准眼生物测量已经成为一项迫在眉睫需要总结、规范、提高的任务。

白内障摘除及人工晶状体植入手术的眼生物测量主要包括眼球生物学参数和角膜相关参数的测量,人工晶状体屈光度的计算包括人工晶状体计算公式的选择和 A 常数的优化等方面,上述因素均在不同程度上影响植入眼内的人工晶状体屈光度的准确性,直接影响白内障摘除及人工晶状体植入手术的治疗效果。为进一步规范和指导白内障摘除及人工晶状体植入手术前人工晶状体的测量和计算方法,我们在参考了大量国内外文献的基础上,结合国内现阶段生物测量的实际情况,经过认真、全面、充分的讨论达成以下临床共识,供读者在实际工作中参考使用。

1　眼生物学测量

1.1　超声生物测量

1.1.1　适应证和禁忌证

1.1.1.1　适应证

对于需要得到精确的眼球生物学参数(包括角膜厚度、前房深度、晶状体厚度、玻璃体腔长度和眼球轴长)的受检者,均可进行 A 型超声生物测量。

高度近视合并后巩膜葡萄肿的病例,由于受检者注视欠佳,测量结果的差距范围较大;或者存在眼内病变时,如玻璃体变性、玻璃体积血、视网膜脱离、黄斑病变等,B 型超声间接浸润法生物测量,可以清晰地显示眼前段结构和黄斑区的位置,为准确识别测量点提供帮助。

1.1.1.2　相对禁忌证

对于急性眼表感染性疾病，未闭合的角、巩膜伤口，眼压过高或过低的病例，慎行 A 型超声生物测量。

1.1.2　设备的设置与调整

设备的校正：应用模型眼对设备进行校正，建议至少每周 1 次。

探头的消毒：每次测量前，超声探头用 75% 乙醇溶液或聚维酮碘等消毒，避免交叉感染。

检查方式的选择：一般仪器均配有自动测量和手动测量两种方式，通常选择自动测量方式，当遇特殊情况自动测量无法实现时，可选择手动测量方式。

眼球状态的选择：通常仪器有以下几种晶状体状态供选择：正常晶状体眼、致密晶状体眼、无晶状体眼、人工晶状体眼等；有正常玻璃体和硅油填充玻璃体腔等状态供选择。

增益的调节：以能准确测量眼轴的最低增益为佳。

声速的设定：前房、玻璃体：1532m/s；晶状体：1641m/s；人工晶状体眼：根据人工晶状体的材料进行相应的调整。

1.1.3　检查方法

1.1.3.1　A 型超声直接接触法

● 将设备调整至 A 型超声直接接触法自动测量模式，根据受检者眼部情况设定眼球状态、调整增益、设定声速。

● 受检者仰卧位／坐位于诊查床／椅上，对受检眼行表面麻醉。

● 嘱受检者将受检眼注视红灯。当探头逐渐接近眼球，在探头接触到角膜的瞬间，测量条件满足预设值，仪器自动冻结图像并显示测量的结果。如此重复测量 5~10 次，眼轴长度多次测量的标准差在 0.1 以内，则可确定检查结果；反之，重复前述检查过程直到满足测量条件为止。

● 如果受检者眼球不能注视，可嘱注视其可见的注视目标，检查者调整探头角度，对受检眼进行测量。

● 测量结束后，受检眼结膜囊内滴抗生素滴眼液预防感染。嘱受检者

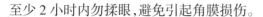

至少 2 小时内勿揉眼,避免引起角膜损伤。

1.1.3.2　A 型超声间接浸润法

- 将超声设备调整至 A 型超声浸润模式,根据受检者眼部情况设定眼球状态、调整增益、设定声速。

- 受检眼表面麻醉后,在结膜囊内置入眼杯。向眼杯内注入耦合剂(平衡盐溶液、人工泪液等),再将探头置于耦合剂内,探头不直接与角膜相接触,二者的距离在 3~5mm 之间。

- 嘱受检者将受检眼注视红灯或通过移动探头获得最佳图像,满足仪器的预设值即可获得检查结果。余检查步骤与直接接触法相同。

1.1.3.3　B 型超声间接浸润法

- 对受检眼施行表面麻醉。按照睑裂的大小选择合适的眼杯置入眼睑内,注入耦合剂。

- 将 B 型超声的探头置于耦合剂内,显示眼球结构。正常情况下可清晰显示角膜、虹膜形态,晶状体的前、后囊,眼球壁等回声。

- 测量线自角膜顶点经过瞳孔,晶状体中部穿过玻璃体直达黄斑区。

- 重复上述检查步骤 5 次以上取平均值即为测量的结果。

1.1.4　正常表现及测量结果的判定

1.1.4.1　正常表现

自左向右依次为角膜波、晶状体前囊波、晶状体后囊波、视网膜波以及其后逐渐衰减的眶脂肪组织波。其中角膜波与晶状体前囊波之间为前房深度,晶状体前、后囊之间为晶状体厚度,晶状体后囊与视网膜波之间为玻璃体腔长度,前房深度 + 晶状体厚度 + 玻璃体腔长度 = 眼球轴长。

1.1.4.2　测量结果的判定

波形的判定:在 A 型超声图像上各标志波均应满足垂直于基线、直行向上、饱和、等高的单波。如各组织的标志波不垂直基线,其上升支有一个或多个结点,波峰较低,则其测量结果不可靠,应删除重测。

数据的判定:至少 5 次测量且取平均值,删除测量结果中与平均值偏差明显的数据,重复上述操作步骤,直至数据满足以下条件:正常眼球轴长范围内的受检者,前房深度、晶状体厚度、玻璃体腔长度和眼球轴长的标准差≤0.05,合并黄斑病变、后巩膜葡萄肿及其他眼内疾病的病例≤0.1,且一般双眼眼球轴长的差值不超过 0.3mm,如超过 0.3mm 需复核确认结果的可靠性。

1.2　光学生物测量

1.2.1　适应证和禁忌证

1.2.1.1　适应证

对于需要得到精确的眼球生物学参数(包括角膜厚度、前房深度、晶状体厚度、玻璃体腔长度和眼球轴长)的受检者,均可进行光学生物测量。

1.2.1.2　相对禁忌证

屈光间质混浊严重影响光线穿透的病例,合并视网膜脱离、黄斑病变的病例等可能影响测量的准确性,必要时应用其他检查方法复核检查结果。

1.2.2　设备的设置与调整

1.2.2.1　设备校正

使用模型眼对设备测量准确性进行校正,建议至少每周 1 次。

1.2.2.2　眼球状态的选择

根据受检者眼球的实际状态选择相应的测量模式,包括正常晶状体眼、致密晶状体眼、无晶状体眼、人工晶状体眼等;以及正常玻璃体和硅油填充玻璃体等状态供选择。

1.2.3　检查方法

检查步骤:

- 进入操作界面,输入受检者姓名,出生年、月、日,性别等项目。

- 根据受检者的眼球状态选择相对应的预设模式,保存后进入检查界面。

- 自最远端逐渐接近角膜,当对焦清晰后启动手柄上的测量按钮,设备依次测量角膜曲率、眼球轴长、前房深度、晶状体厚度(如有此功能)及角膜直径距离等相关生物学参数。

- 每一次测量前,嘱受检者瞬目,保持良好的泪膜质量。建议每眼测量 3~5 次,信号噪声比(signal noise ratio,SNR)大于 2,误差不超过 0.05。

- 测量完毕,浏览检查结果,达到测量标准进入计算界面,根据测量结果选择人工晶状体屈光度计算公式和人工晶状体型号,计算并打印结果。

1.2.4 正常表现及测量结果的判定

1.2.4.1 光学生物测量检查的正常表现

光学生物测量仪依据产品的设计原理不同表现有所不同,与 A 型超声的正常表现类似,但更关注视网膜色素上皮波形的识别能力。正常视网膜色素上皮波表现为突出于其他任何波形的单高波,其前、后各有小的丛状波。

1.2.4.2 光学生物测量检查的结果判定

- 光学法测量结果,可根据系统提供的 SNR 值进行判断。如果 SNR 值 >2.0,结合测量的波形为单高波,共同判定结果是可靠的。

- 理论上同一受检眼光学法与声学法测量结果因目标不同存在差异,但仪器的设计者对实际显示的眼轴长度进行了修正,修正后的光学测量结果与超声间接浸润法测量的结果相近。

- 一般情况下双眼眼轴长度相差应 ≤0.3mm,如果测量结果大于 0.3mm,仪器会自动提示,此时应对结果的可靠性进行鉴别。

2 角膜曲率的测量

角膜为眼屈光系统的重要组成部分,角膜曲率的精准测量直接影响人工晶状体屈光度数的计算。角膜曲率仪测量是利用角膜的反射原理进行角膜曲率半径的测量。在角膜前的一特定位置放一特定大小的物体,该物体经角膜前反射后产生像,测量此像的大小即可计算出角膜前表面的曲率半径,通常指角膜中心区域的范围。角膜曲率仪是指测量人角膜曲率和轴位的仪器。一般采用角膜折射率 n 为 1.3375,角膜曲率半径 r 的单位为 mm,角膜屈光力 D 的单位为 D,$D=(n-1)\times 1000/r$,特殊情况应指出其角膜折射率不是 1.3375。

2.1　适应证和注意事项

2.1.1　适应证

适用于所有需要了解角膜曲率的病例。

2.1.2　注意事项

裸眼检查,如果受检者配戴角膜接触镜,软性角膜接触镜须停戴 1~2 周以上,硬性角膜接触镜停戴至少 4 周。

对过于平坦或过于陡峭的角膜,特别是屈光力大于 50D 或小于 40D,角膜曲率仪测量结果可能会出现偏差。

角膜曲率仪测量时将角膜假设为对称的规则圆柱体,因此对病变角膜及不规则角膜,可导致角膜曲率值及轴向的误差。

2.2　检查前准备

- 设备校正:使用模型眼对设备测量准确性进行校正,建议至少每周 1 次。
- 注意泪膜的稳定性,每一次检查前适当瞬目。
- 切勿在检查前使用表面麻醉剂、散瞳剂等。
- 角膜曲率仪测量点是取自角膜前表面两主子午线各距角膜中心 1.5~2mm 的各两个对应点。因此,它不能反映角膜中心 3mm 区域内以及角膜周边的曲率分布情况。

2.3　检查方法

2.3.1　手动角膜曲率仪

2.3.1.1　检查步骤

- 受检者下颌置于颌架上,前额靠住额托带。
- 调节颌架高度,直至受检者的双眼外眦与支架杆的水平标志成一直线。

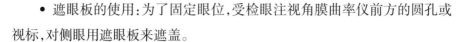

- 遮眼板的使用:为了固定眼位,受检眼注视角膜曲率仪前方的圆孔或视标,对侧眼用遮眼板来遮盖。

2.3.1.2　仪器的调整

- 通过操纵手柄调整仪器的水平和垂直位置,使被测光标位于目镜视场中央,角膜曲率计的光轴通过角膜曲率中心。

- 水平方向粗调:保持操纵手柄处于竖直位置,移动底座,使测量镜头水平面移动,大致对准受检眼。

- 垂直方向粗调:旋转操纵手柄,调节测量镜头高度,与目标对齐。

- 水平方向微调:将操纵手柄向前后左右倾斜,使测量镜头在水平面内轻微移动;锁定底座:当测量镜头调整到位后,旋紧底座固定螺钉,即可固定底座,使之不能移动。

2.3.2　自动角膜曲率仪

自动角膜曲率仪的检查在对齐、调整、显示和输出等方面实现了自动化,其余基本同手动角膜曲率仪。

2.3.3　角膜地形图

检查步骤:

- 自然瞳孔状态,相对暗室的环境下,裸眼测量。

- 受检者头部置于固定颌托上,调节颌架高度,直至受检者的双眼外眦与支架杆的水平标志成一直线。

- 受检查者固视测量设备内的注视目标。一般选择自动采集图像,至少测量 3 次,选择测量效果最佳的图像进行分析。

- 条件允许的,可选择测量角膜前后表面曲率的仪器进行测量。

2.4　正常表现

角膜曲率仪可用于测量角膜前表面中央环各子午线的弯曲度,即曲率半径推算出角膜屈光力。正常情况下,在测量过程中通过调整焦距可使光标清楚,角膜曲率仪可以获得两主子午线上的角膜曲率。角膜曲率范围为 40~46D,两条子午线互相垂直。

2.5 检查结果的判定

对结果的判定：

- 如果水平和垂直的测量结果相同,说明无角膜散光。
- 如果水平和垂直的测量结果不同,说明有角膜散光存在。通过角膜曲率仪测量的两条子午线的屈光度数的差值获得角膜散光度数。根据陡峭子午线的位置,不同的规则散光可分为顺规性散光、逆规性散光或斜轴散光。

顺规性散光:两条主子午线互相垂直,陡峭子午线(以屈光度表示)在60°~120°之间。

逆规性散光:两条主子午线互相垂直,陡峭子午线(以屈光度表示)在0°~30°及150°~180°。

斜轴散光:两条主子午线互相垂直,陡峭子午线(以屈光度表示)在30°~60°及120°~150°(不包含本数)。

如果旋转镜筒一周,图像的位置忽远忽近或者扭曲变形,说明此角膜有不规则散光,建议行角膜地形图检查和其他必要的眼科检查。

·每次角膜曲率的测量结果之间相差不超过 0.5D,轴位不超过 10°。

3 人工晶状体计算公式的选择

人工晶状体屈光度计算公式的选择与白内障术后屈光度的准确性密切相关。不同时期的人工晶状体计算公式的差异在于评估手术后有效人工晶状体位置(effective lens position,ELP)方法的区别。

3.1 人工晶状体计算公式简介

第一代人工晶状体度数计算公式:属于理论公式,根据 Gullstrand 简化眼模型推导出的公式,包括 Fyodorov、Hoffer、Binkhorst 等公式。

第二代人工晶状体度数计算公式:属于回归公式,包括 SRK 以及根据眼轴长度优化后的 SRK-Ⅱ 公式。

第三代人工晶状体度数计算公式:属于理论公式与回归公式的结合,包括 SRK-T、Hoffer Q、Holladay Ⅰ 公式。这一代公式引入了眼轴长度与角膜曲率两个变量来评估 ELP,在正常眼轴中手术后屈光度距离目标屈光度的准确性较高。但在短眼轴或者长眼轴病例,部分公式计算的结果距离目标屈光度有偏差。

第四代人工晶状体度数计算公式:包括 Haigis、Holladay Ⅱ、Olsen 等公式。这一代人工晶状体计算公式引入了更多参数来评估 ELP,如前房深度(anterior chamber depth,ACD)、晶状体厚度、角膜直径等参数,对于手术后 ELP 的评估更加准确。但在异常眼轴或者异常曲率时,部分公式计算的结果距离目标屈光度仍有偏差。

新一代人工晶状体度数计算公式或计算方法:包括 Barrett 公式以及基于人工智能技术的 Hill-RBF 计算方法。Barrett 公式在不同眼轴、不同曲率时计算结果与目标屈光度的一致性更高。

3.2　人工晶状体计算公式选择的基本原则

3.2.1　一般原则

对于正常眼轴(22~25mm),第三代之后的公式(SRK-T、Holladay Ⅰ、Hoffer Q、优化 A 常数的 Haigis、Barrett)均有较好的一致性。对于短眼轴(≤22mm),Hoffer Q、优化 A 常数的 Haigis 公式、Barrett 公式具有较好的准确性。对于长眼轴(≥25mm),SRK-T、Holladay Ⅰ、优化 A 常数的 Haigis、Barrett 具有较好的准确性。对于不同眼轴长度的人工晶状体度数计算公式的选择见表1。

表1　推荐眼轴长度与人工晶状体度数计算公式的选择表

眼轴长度(mm)	人工晶状体计算公式
短眼轴(≤22)	Hoffer Q,优化后的 Haigis、Barrett 公式
正常眼轴(22~25)	SRK-T、Hoffer Q、Holladay Ⅰ、优化后的 Haigis、Barrett
长眼轴(≥25)	SRK-T、Holladay Ⅰ、优化后的 Haigis、Barrett

3.2.2 角膜屈光手术后的人工晶状体度数计算公式的选择

角膜屈光术后因角膜曲率发生了改变,因此不宜采用常规人工晶状体度数计算公式进行计算。建议登陆美国角膜白内障屈光学会的网站(www.ascrs.org),根据病人的手术方式、生物学参数等因素选择相应的人工晶状体度数计算公式。

人工晶状体屈光度计算公式的选择是保证白内障术后屈光度与目标屈光度一致性的关键步骤之一,因此要求手术医生核对测量数据,结合临床经验和专业知识综合作出判断,优选人工晶状体度数的计算公式。

4　A 常数的优化

4.1　人工晶状体 A 常数优化的必要性

人工晶状体制造商仅确定了 A 常数的初始值,但 A 常数实际上是高度可变的。每个手术医生在临床应用中,应通过优化 A 常数来调整不同测量族群、测量方法、人工晶状体的材料和构造等因素所导致的屈光度残差,优化的 A 常数可显著改善手术后屈光结果。

4.2　推荐使用的 A 常数优化方法

4.2.1　光学相干测量用户俱乐部(User Group for Laser Interference Biometry, ULIB)A 常数优化数据

http://ocusoft.de/ulib/c1.htm。该网站汇集了全球眼科医生自愿上传的优化后的光学 A 常数,内容涵盖了常用的光学生物测量仪器,包括 IOL Master、Lenstar LS 900、AL-Scan、Aladdin 及 Pentacam AXL 等仪器,及其所对应的不同人工晶状体的优化常数。另外还可在 ULIB(http://ocusoft.de/ulib/ index. htm)网站下载生物测量设备专用的常数优化表格,按照表格要求进行数据填写,发送邮件至指定邮箱 wh@ocucalc.de,优化结果将会发表在 ULIB 网站上。

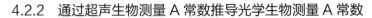

4.2.2　通过超声生物测量 A 常数推导光学生物测量 A 常数

根据 Dr. Wolfgang Haigis 提出的公式计算出原始 IOL Master SRK-T 下的 A 常数。网址为 http://www.doctor-hill.com/physicians/lens_constants.htm。

4.2.3　Haigis 优化方法

在 http://www.doctor-hill.com/physicians/download.htm#two 网站下载 Haigis 公式优化表格，并按照表格要求填写，发送邮件 Haigisoptimization@doctor-hill.com。

第二部分

人工晶状体屈光度计算专家共识解读

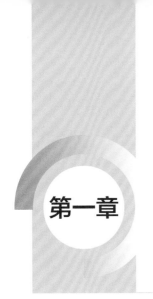

第一章　眼生物学测量

第一节　超声生物测量

一、适应证和禁忌证

【共识原文】

1. 适应证

(1) 对于需要得到精确的眼球生物学参数(包括角膜厚度、前房深度、晶状体厚度、玻璃体腔长度和眼球轴长)的受检者,均可进行 A 型超声生物测量。

(2) 高度近视合并后巩膜葡萄肿的病例,由于受检者注视欠佳,测量结果的差距范围较大;或者存在眼内病变时,如玻璃体变性、玻璃体积血、视网膜脱离、黄斑病变等,B 型超声间接浸润法生物测量,可以清晰地显示眼前段结构和黄斑区的位置,为准确识别测量点提供帮助。

2. 相对禁忌证　对于急性眼表感染性疾病,未闭合的角、巩膜伤口,眼压过高或过低的病例,慎行 A 型超声生物测量。

【共识解读】

1. 适应证 应用超声进行生物测量,对99%以上的病人进行检查可得到比较满意的测量结果。一般而言,生物学测量不仅局限应用于获得眼球生物学相关参数,例如角膜厚度、前房深度、晶状体厚度及眼球轴长等的数值。还可以用于相关疾病的诊断,例如闭角型青光眼的病人有前房浅、晶状体厚、眼球轴长短的特点;甲状腺相关眼病的病人具有眼外肌增厚的特点等。因此,超声生物测量的应用范围十分广泛,白内障手术前的生物测量只是其应用范围的一部分,进行超声生物测量时也要针对病人的眼部情况和特点选择相应的探头和与之相适应的检查模式才能获得准确的测量结果。

2. 相对禁忌证 因用于生物测量的超声探头为非一次性使用的产品,为避免交叉感染,建议对急性感染性眼病的病人未治愈前不进行超声生物测量。眼外伤的病人如果角膜、巩膜的伤口未进行缝合处理,为避免因探头接触导致伤口裂开,不建议进行超声生物测量。眼内手术后,一般一周内不进行接触式超声检查。如果测量时病人的眼压高于或低于正常范围,因可能影响测量结果的准确性,故不建议在此时进行超声生物测量。

二、设备的设置与调整

【共识原文】

1. 设备的校正 应用模型眼对设备进行校正,建议至少每周1次。

2. 探头的消毒 每次测量前,超声探头用75%乙醇溶液或聚维酮碘等消毒,避免交叉感染。

3. 检查方式的选择 一般仪器均配有自动测量和手动测量两种方式,通常选择自动测量方式,当遇特殊情况自动测量无法实现时,可选择手动测量方式。

4. 眼球状态的选择 通常仪器有以下几种晶状体状态供选择:正常晶状体眼、致密晶状体眼、无晶状体眼、人工晶状体眼等;有正常玻璃体和硅油填充玻璃体腔等状态供选择。

5. 增益的调节 以能准确测量眼轴的最低增益为佳。

6. 声速的设定 前房、玻璃体:1532m/s;晶状体:1641m/s;人工晶状体眼:根据人工晶状体的材料进行相应的调整。

【共识解读】

仪器的准备:

(1) 设备的校正:每周至少一次应用模型眼对设备的测量准确性进行校正。模型眼为每一台生物测量仪的必备附件,其测量误差允许范围在仪器说明书或模型眼上均有标识。如果模型眼的测量结果在其允许的测量误差范围内,方可进行检查。如果模型眼的测量结果不在其允许的误差范围内,应通知仪器的生产商进行调整测试,直至测量结果在允许的误差范围内方可进行生物测量。

(2) 探头的消毒:每次测量前,超声探头均应使用75%乙醇溶液或聚维酮碘进行消毒以避免交叉感染。需要提请注意的是,一定要等探头上75%乙醇溶液等消毒液体完全干燥后方可进行生物测量,以免消毒剂对角膜造成意外损伤。

(3) 检查方式的选择:一般仪器均设有自动测量和手动测量两种检查方式。通常选择自动测量方式,即由仪器自动识别角膜及晶状体前、后囊和视网膜的电子门,满足条件自动冻结图像进行测量。如果遇特殊情况自动测量无法实现时,可选择手动方式,手动标记角膜、晶状体和视网膜的电子门获得测量结果。

(4) 增益的调节:以能清晰显示电子门获得眼轴测量结果的最低增益值为佳。正常晶状体眼、无晶状体眼、人工晶状体眼可根据实际测量情况适当降低增益;致密晶状体以及玻璃体内硅油填充状态可适当调高增益;玻璃体内病变(如变性)、视网膜疾病(如视网膜脱离)、脉络膜疾病(如脉络膜脱离)、球壁病变(老年性黄斑变性)等疾病应适当降低增益,以区别眼内病变和真正的测量目标,见图 2-1-1。

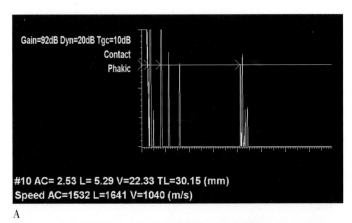

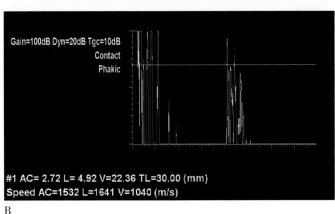

图 2-1-1　同一病人不同增益条件下的生物测量图像
A. 低增益状态；B. 高增益状态

（5）测量模式的选择和对应声速的设定：为保证测量结果的准确性，应用超声进行生物学测量必须根据眼球不同的晶状体状态选择相应的模式，如有晶状体眼、无晶状体眼、假晶状体（人工晶状体）眼等；同时还要注意玻璃体内是否有硅油等眼内填充物。不同组织的适应声速不同，因此还要根据不同组织进行相应的设定方可获得准确的测量结果。组织的含水量越大，应用的声速相对越低；组织的含水量越小，应用的声速相对越大。关于不同组织结构及其对应的声速的设定，详见表 2-1-1。

表 2-1-1　不同眼内组织对应超声生物测量声速表

组织名称	声速 /(m·s⁻¹)	
角膜	1641	
前房	1532	
晶状体		
核性白内障	1610	
囊性白内障	1670	
核性 + 囊性白内障	1641	
膨胀期白内障	1590	
人工晶状体眼		
硅胶（silicone）材质	980~1090	中心厚度 1.2~1.5mm
PMMA 材质	2780	中心厚度 0.6~0.8mm
丙烯酸酯（acrylic）材质	2180	中心厚度 0.7~0.9mm
玻璃体		
玻璃体	1532	
硅油（1000 centistoke）	980	
硅油（5000 centistoke）	1040	

三、检查方法

【共识原文】

1. A 型超声直接接触法

（1）将设备调整至 A 型超声直接接触（A mode contact）自动测量模式，根据受检者眼部情况设定眼球状态、调整增益、设定声速。

（2）受检者仰卧位 / 坐位于诊查床 / 椅上，对受检眼行表面麻醉。

（3）嘱受检者将受检眼注视红灯。当探头逐渐接近眼球，在探头接触到角膜的瞬间，测量条件满足预设值仪器自动冻结图像并显示测量的结果。如此重复测量 5~10 次，眼轴长度多次测量的标准差在 0.1 以内，则可确定检查结果,反之,重复前述检查过程直到满足测量条件为止。

(4) 如果受检者眼球不能注视,可嘱注视其可见的注视目标,检查者调整探头角度,对受检眼进行测量。

(5) 测量结束后,受检眼结膜囊内滴抗生素滴眼液预防感染。嘱受检者至少 2 小时内勿揉眼,避免引起角膜损伤。

2. A 型超声间接浸润法

(1) 将超声设备调整至 A 型超声浸润(A mode immersion)模式,根据受检者眼部情况设定眼球状态、调整增益、设定声速。

(2) 受检眼表面麻醉后,在结膜囊内置入眼杯。向眼杯内注入耦合剂(平衡盐溶液、人工泪液等),再将探头置于耦合剂内,探头不直接与角膜相接触,二者的距离在 3~5mm 之间。

(3) 嘱受检者将受检眼注视红灯或通过移动探头获得最佳图像,满足仪器的预设值即可获得检查结果。余检查步骤与直接接触法相同。

3. B 型超声间接浸润法

(1) 对受检眼施行表面麻醉。按照睑裂的大小选择合适的眼杯置入眼睑内,注入耦合剂。

(2) 将仪器设置为 B 型超声浸润(B mode immersion)模式,将 B 型超声的探头置于耦合剂内,显示眼球结构。正常情况下可清晰显示角膜、虹膜形态,晶状体的前、后囊,眼球壁等回声。

(3) 测量线自角膜顶点经过瞳孔,晶状体中部穿过玻璃体直达黄斑区。

(4) 重复上述检查步骤 5 次以上取平均值即为测量的结果。

【共识解读】

1. 什么是眼轴

(1) 视轴:视轴(visual axes)定义为注视点与黄斑中心凹之间的连线,并经过眼的两个节点。视轴并非必定经过瞳孔中心,经过视轴的光线不发生或很少发生偏折。

(2) 光轴:光轴(optical axis)是包含光学表面曲率中心的轴。当点光源反射的虚像位于物体和反射表面中心,如果眼的光学表面完美同轴,那么每个光学表面反射的像与光轴上的物体对齐。但在临床实践中,这些很少与理想的共轴光学系统同轴。

(3) 视线:视线(line of sight)是经过注视点与黄斑中心凹的连线,并经过瞳孔中心。视线与眼底物像平面不同,是一条中断的线,光线从注视点至瞳孔中心经过不同光学界面折射后到达黄斑中心凹。与视轴相比,视线的光程更长。

通过上面的介绍,可以明确地回答,眼球轴长的测量实际上测量的是眼球的视轴。

2. 病人的准备 检查前向病人说明此项检查的目的,说明检查需要进行表面麻醉,目的是降低角膜的敏感性以便顺利完成检查。检查没有痛苦,以消除病人的紧张情绪,病人只需与医生配合就好。

(1) 病人的体位:一般选择仰卧位检查。如果眼内有硅油填充、眼内气体填充、残留以及特殊原因不能仰卧者可以采用坐位测量。

(2) 检查者的位置:如果病人为仰卧位检查,检查者可位于病人头部的右侧也可以在病人的头部上方。检查仪器一般应放置在检查者可以直视的位置,以利检查的过程中随时观察检查的波形和结果等。检查者应对 A 型超声探头有很好的控制能力,控制探头与角膜之间的接触距离,避免探头对角膜加压等可能导致测量误差增大的因素。

(3) 麻醉:用药前应认真询问病人既往的药物过敏史,确认无药物过敏史方可对病人进行表面麻醉。一般每只眼滴表面麻醉剂 1~3 次,待角膜被充分麻醉后,拭去多余的眼内液体再进行生物测量。婴幼儿及不能配合检查的病人,应在儿科及内科医生指导下对病人进行镇静,待病人镇静后可以配合检查时再进行生物测量,同时需向病人家属交代,因病人不能自主配合检查,不能确定生物测量的目标点,测量的结果仅供参考。

3. A 型超声直接接触法 是指探头与角膜直接接触的检查方法。将探头直接置于角膜表面,声波穿过角膜顶点的中央,经晶状体中央、玻璃体直至黄斑中心凹,即可得到眼轴长度和相关的生物测量参数。

（1）生物测量专用 A 型超声探头的顶端或尾端有一个红色的注视灯，如果病人的视力能够注视，则在检查时嘱病人用受检眼注视红灯。

（2）检查者控制探头逐渐接近眼球，在探头即将接触到角膜的瞬间，在泪膜的耦合下声波通过黄斑中心凹获得 A 型超声检查图像，如果图像的波形条件满足仪器预设值，仪器将自动冻结图像并显示对应的测量结果，见图2-1-2。

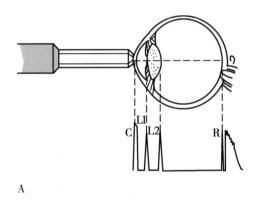

A

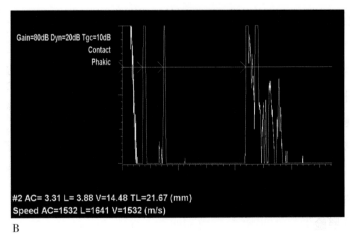

B

图 2-1-2　A 型超声直接接触法检查图像

A. A 型超声直接接触法检查示意图，C—角膜波，L1—晶状体前囊波，L2—晶状体后囊波，R—视网膜波；B. A 型超声直接接触法检查图像

（3）如此重复测量 5~10 次,如果多次测量的误差在 0.1mm 以内(此为最高允许值,如可能应控制在 0.05mm 以内),则可确定检查结果;反之,重复前述检查结果直到满足测量条件为止。

（4）测量结束,受检眼结膜囊内滴抗生素眼水,预防感染。嘱受检者检查结束后至少 2 小时内勿用力揉眼,避免因角膜敏感度低而造成角膜损伤。

4. A 型超声间接浸润法　与直接接触检查法基本相同。只是在检查前需要准备眼杯(eye cup),并置于上下眼睑之间保持眼睑的开放状态,检查时探头不与角膜直接接触,在探头与角膜之间由液态耦合剂相连获得测量结果。

（1）眼杯的放置方法:放置眼杯前需要对受检眼进行表面麻醉,根据病人睑裂的大小选择合适直径的眼杯。检查者将病人的眼睑分开,嘱病人眼球向下转,轻提上睑将眼杯的一侧置于上睑下,然后让病人向上转动眼球,检查者将病人的下睑向下拉,暴露出病人的下穹隆,将眼杯完全置于病人的结膜囊内。

（2）检查时,向眼杯内注入对眼球无刺激的耦合剂(注射用水、平衡盐溶液、人工泪液等均可作为间接浸润法的耦合剂),然后将探头置于耦合剂内,而不直接与角膜相接触,二者之间的距离在 3~5mm,嘱病人注视探头的注视灯,图像的各波形满足仪器的预设值即可获得测量结果,见图 2-1-3。余检查步骤与直接接触检查法相同。

（3）测量结束后,轻轻将眼杯从受检者结膜囊内取出,用受水器或纸巾将受检眼残留的液体收集。

5. B 型超声间接浸润检查法

（1）对受检眼施行充分的表面麻醉,病人仰卧位于诊查床上。

（2）按照睑裂大小选择合适的经消毒后的眼杯,置入受检眼眼睑内,置入眼杯方法同 A 型超声间接浸润法。向眼杯内注入对眼球无刺激的接触剂。

（3）将 B 型超声探头以 3~9 点水平轴位方向放在接触剂表面,显示眼球轴位切面。

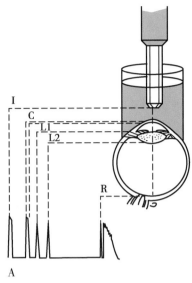

A

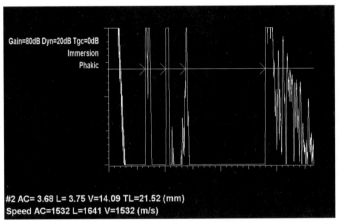

B

图 2-1-3　A 型超声间接浸润法检查图像

A. A 型超声间接浸润法检查示意图, I—探头与液体的接触面, C—角膜波, L1—晶状体前囊波, L2—晶状体后囊波, R—视网膜波; B. A 型超声间接浸润法检查图像

（4）满足测量条件的 B 型超声图像应清晰地显示角膜、虹膜、晶状体前、后囊膜及眼球壁回声等; 测量线自角膜顶点经过瞳孔、晶状体中央部, 穿过玻璃体直达黄斑区（水平轴位切面为视神经的颞侧）, 见图 2-1-4。

（5）重复上述检查步骤 3~5 次, 取平均值为测量结果。

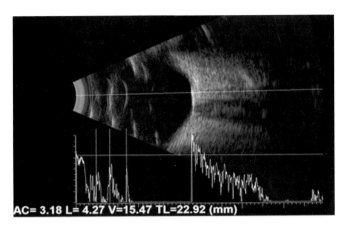

AC= 3.18 L= 4.27 V=15.47 TL=22.92 (mm)

图 2-1-4　B 型超声间接浸润法检查图像

四、正常表现和测量结果的判定

【共识原文】

1. 自左向右依次为角膜波、晶状体前囊波、晶状体后囊波、视网膜波以及其后逐渐衰减的眶脂肪组织波。其中角膜波与晶状体前囊波之间为前房深度,晶状体前、后囊之间为晶状体厚度,晶状体后囊与视网膜波之间为玻璃体腔长度,前房深度＋晶状体厚度＋玻璃体腔长度＝眼球轴长。

2. 测量结果的判定

(1) 波形的判定:在 A 型超声图像上各标志波均应满足垂直于基线、直行向上、饱和、等高的单高波。如各组织的标志波不垂直基线,其上升支有一个或多个结点,波峰较低,则其测量结果不可靠,应删除重测。

(2) 数据的判定:至少 5 次测量且取平均值,删除测量结果中与平均值偏差明显的数据,重复上述操作步骤,直至数据满足以下条件:正常眼球轴长范围内的受检者,前房深度、晶状体厚度、玻璃体腔长度和眼球轴长的标准差≤0.05;合并黄斑病变、后巩膜葡萄肿及其他眼内疾病的病例≤0.1,且一般双眼眼球轴长的差值不超过 0.3mm,如超过 0.3mm 需复核确认结果的可靠性。

【共识解读】

1. 正常表现

(1) 正常眼 A 型超声直接接触表现:正常眼球 A 型超声直接接触的生物测量表现如图 2-1-5。自左向右依次为角膜波(C、晶状体前囊波(L1)、晶状体后囊波(L2)、视网膜波(R)以及其后逐渐衰减的脂肪组织波。其中角膜波与晶状体前囊波之间为前房深度,晶状体前、后囊之间为晶状体厚度,晶状体后囊与视网膜波之间为玻璃体腔长度,前房深度 + 晶状体厚度 + 玻璃体腔长度 = 眼球轴长。

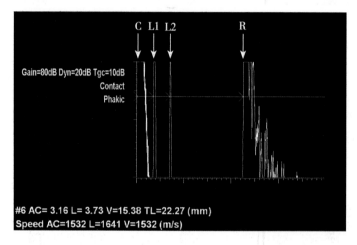

图 2-1-5　正常眼 A 型超声直接接触图像
C——角膜波;L1——晶状体前囊波:L2——晶状体后囊波;
R——视网膜波

(2) 正常眼 A 型超声间接浸润表现:正常眼球 A 型超声间接浸润的生物测量表现如图 2-1-6。自左向右依次为探头与液体界面波(忽略,不参加眼球轴长计算),角膜波(C)、晶状体前囊波(L1)、晶状体后囊波(L2)、视网膜波(R)以及其后逐渐衰减的脂肪组织波。

(3) 正常眼 B 型超声间接浸润表现:正常眼球间接浸润 B 型超声的生物测量表现自左向右依次为探头与液体界面波(忽略,不参加眼球轴长

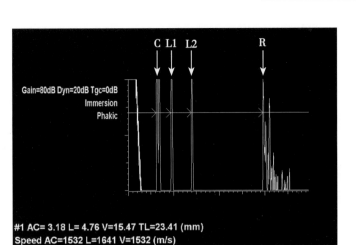

图 2-1-6 正常眼 A 型超声间接浸润图像

C——角膜波；L1——晶状体前囊波；L2——晶状体后囊波；

R——视网膜波

计算)，角膜波(C)、晶状体前囊波(L1)、晶状体后囊波(L2)、视网膜波(R)以及其后逐渐衰减的脂肪组织波。上方可见对应的 B 型超声图像,见图2-1-7。

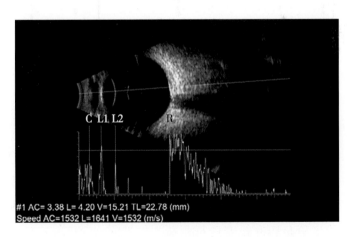

图 2-1-7 正常眼 B 型超声间接浸润生物测量图像

C——角膜波；L1——晶状体前囊波；L2——晶状体后囊波；

R——视网膜波

2. 数值的取舍　不论使用哪种测量方法,都要对受检眼进行不少于 5 次的测量,一般测量的次数为仪器的最大测量次数。测量结束后观察多次测量结果。如果单纯考虑测量数值,应将这一组数值中的最大值和最小值与本组多次测量最终的平均值相比较,如果前房深度、晶状体厚度、玻璃体腔长度和眼球轴长的差值均在 0.1 以内,标准差值在 0.05 左右,则测量结果满足要求。反之,则需将偏离均值的那一组数值删去,重新补充测量直至满足上述测量要求。

3. 图像的识别　如上所述,测量结果如果仅根据数值进行判定还是不够的,在满足数值的基础上,还要根据测量的图像进行取舍。符合测量标准的有晶状体眼的测量图像具备如下特点:角膜波、晶状体前囊波、晶状体后囊波和视网膜波四个波形。这四个波高度基本等高、与基线基本垂直,上升波形基本没有结点。晶状体前囊波和晶状体后囊波基本要等高说明声波是沿着晶状体中央穿过。视网膜波形一定与基线垂直,否则表明声波没有沿着黄斑中心凹垂直穿过。应用自动测量模式,仪器的电子门可能误识,需要人为干预移动电子门至正常位置才能确认测量结果。

4. 如何避免测量的误差　不论采用何种检查方法进行生物测量,检查结果是否准确都是至关重要的。因此,在检查过程中如何克服各种人为误差,以及判断检查结果的准确性都是十分必要的。如果眼轴长度产生 1.0mm 的误差就可以导致计算的人工晶状体度数产生 2.5~3.0D 的误差,常见的产生误差的原因见表 2-1-2。

(1) 角膜加压:探头压迫眼球尤其压迫角膜的结果是导致测量结果较实际眼轴短,在检查过程中应避免探头对角膜施加压力。对于初学者,建议使用间接浸润检查法进行测量;如果采用直接接触法,检查过程中应注意避免探头对角膜施加压力,使用软质探头和支撑法进行检查较直接应用硬质探头容易避免产生误差。判断探头是否对角膜加压,可以通过观察每一次测量前房深度值是否有改变进行判断。如果前房深度没有明显的改变,表明探头没有对角膜压;反之,则表明探头对角膜加压,需要重新测量,见图 2-1-8。

表 2-1-2 常见导致超声生物测量误差的原因

	测量结果偏小	测量结果偏大
原因	角膜加压(直接接触法测量)	液体内有气泡存在(间接浸润法测量)
	声速设定偏小	探头与角膜间液体桥 (直接接触法测量)
	角膜波的电子门偏右	
	视网膜波的电子门识别不正确 (后巩膜葡萄肿、玻璃体后凹腔)	声波设定偏大
		视网膜波电子门识别在视网膜波右侧
	增益调整过高	增益调整过低
	晶状体波的电子门识别过薄	晶状体的电子门识别过厚
	黄斑区水肿(脱离)	后巩膜葡萄肿偏离黄斑区
	声波方向错误	声波方向错误

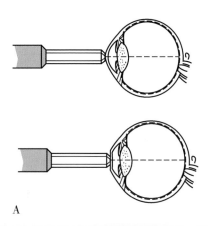

A

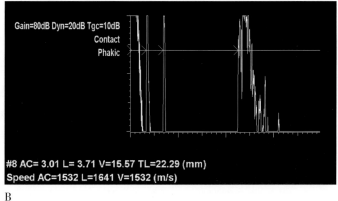

B

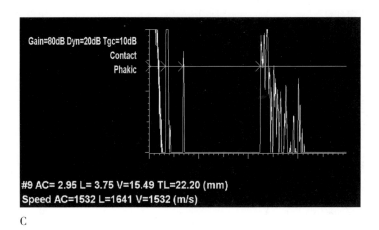

C

图 2-1-8　探头压迫眼球引起眼轴缩短图像

A. 探头压迫眼球示意图像；B. 探头未压迫角膜检查结果图像；C. 探头压迫角膜检查结果图像（注意 AC 的值）

（2）角膜和探头之间存在液体 / 气体（A 型超声直接接触法测量）：如果在角膜和探头之间残留液体，测量时探头与角膜接触之前就通过存在于二者之间的液体将声波向前传播，液体也被认为是眼轴长度组成的一部分，结果必然使测量结果较正常大。产生的原因有两个，其一是角膜表面存在异常增厚的脂质物质；其二是结膜囊内存在过多的泪液或眼药水。为有效地避免前述问题，建议病人在检查前应避免使用富含油脂的滴眼剂，如果病人眼内泪液或眼药水含量过多，可嘱病人先将过多的液体拭去，保持眼内适当的水分即可。

（3）电子门识别异常：电子门有自动识别和手动识别两种状态。前房深度、晶状体厚度、玻璃体腔长度和眼球轴长的识别都与电子门位置的正确与否有关。如果某一个或多个电子门识别不准确，可以导致相关的误差，见图 2-1-9。如果角膜波的识别点偏右，可能导致眼球轴长的测量结果偏小；如果视网膜波的波形偏右则可能导致眼球轴长的测量结果偏大。如果波形不好，需要删除重新测量以满足最终的测量要求。

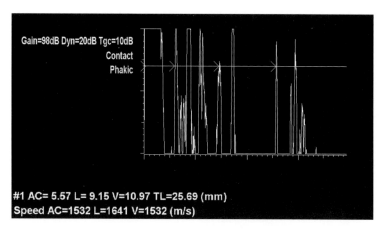

图 2-1-9　电子门识别异常声像图

（4）声波方向是否与视轴相同：正常情况下声波自角膜中央的顶点穿过前房、晶状体、玻璃体直到黄斑中心，即沿着视轴的方向进行测量。许多测量结果产生误差的原因是声波没有沿着视轴方向而是沿着角膜、前房、晶状体和玻璃体向视神经方向传播。对于正常人，这种测量的误差对结果的影响并不大，约 0.1mm，但是如果病人是高度近视或者合并后巩膜葡萄肿，这样的误差将导致结果产生巨大的误差，影响病人手术后的视功能恢复。鉴别要点如下：

1）声波在视神经和黄斑区形成的都是饱和的垂直单高波，区别在于视神经后的单高波后为平段而位于黄斑区后的单高波伴随着逐渐减低的声波。之所以产生这样的差异，原因在于视神经后为整齐排列的神经纤维束，因此没有声衰减；而黄斑区后为脂肪组织，由于其排列错综复杂，因此在黄斑后可探及显著的声衰减，见图 2-1-10。

2）晶状体波形异常：在检查过程中，如果声波没有沿着晶状体的中央通过则可以表现为晶状体后囊波形呈不饱和波或消失，见图 2-1-11。

3）视网膜波形异常：如果病人因各种原因引起对注视灯的观察不佳可能导致声波没有沿着黄斑区的眼球壁通过，所得结果的视网膜波波形不佳。表现为视网膜波不垂直基线、视网膜波的上升支有一个或多个结点、视网膜

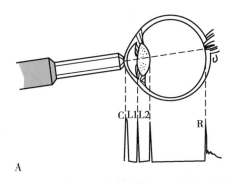

A

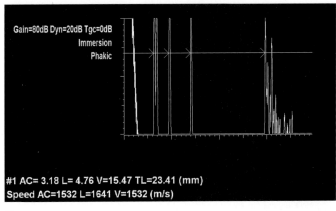

B

图 2-1-10　声波分别穿过视神经和黄斑区超声图像

A.声波穿过视神经超声检查示意图,C—角膜波,L1—晶状体前囊波,
L2—晶状体后囊波,R—视网膜波;B.声波穿过黄斑区超声检查图像

波较巩膜波回声低等,导致仪器对视网膜波识别的差异进而造成眼球轴长的识别不良,眼球轴长测量结果不准确,见图 2-1-12。

(5) 增益调节不当:如果对仪器的增益调整不当,可能导致仪器误判。如果增益设定过高,可能将玻璃体内的机化膜误认为视网膜波;如果仪器的增益设定过低,可能无法显示视网膜的波形。以下是几种情况的具体分析:

1) 玻璃体变性:当玻璃体变性存在时,由于变性为中强回声,A 型超声检查玻璃体内存在很多不规则强度的回声波,如果变性回声强甚至可达到

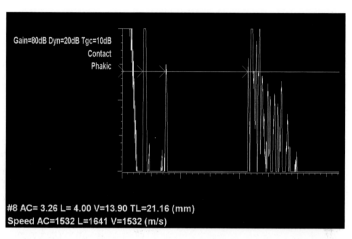

A

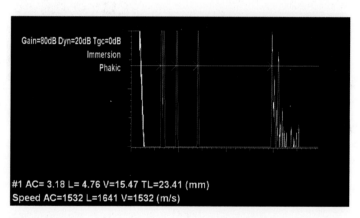

B

图 2-1-11　晶状体波异常和正常声像图

A. 晶状体前囊波与后囊波波形不等高超声图像;B. 晶状体前囊波与后囊波波形等高超声图像

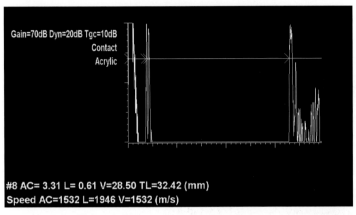

A

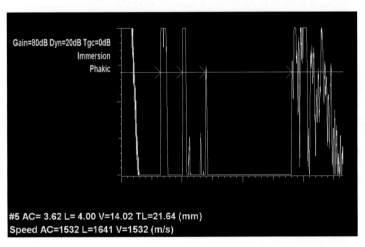

B

图 2-1-12 视网膜波异常声像图

A. 视网膜波形有多个结点；B 视网膜波较巩膜波低

与视网膜相同的回声强度,导致仪器识别错误,造成测量误差。建议对此类病人检查时一定将增益值降低,因为在低增益状态下变性与视网膜波之间的声阻抗差增大,视网膜波将更容易识别以保证检查的准确性,见图2-1-13。

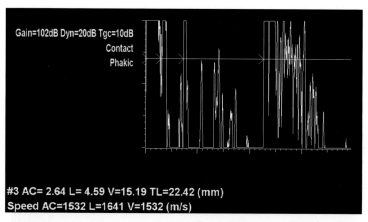

A

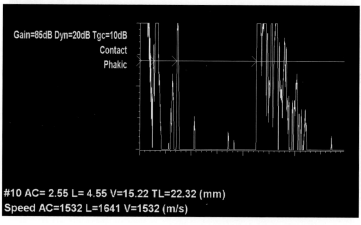

B

图 2-1-13 玻璃体变性声像图

A.高增益测量玻璃体变性的超声图像;B.低增益测量玻璃体变性超声图像

2) 硅油填充眼:眼内硅油填充状态,受到硅油对声波穿透能力的影响,在正常增益状态下可能导致眼球壁的波形降低不能达到测量的阈值而无法获得最终的测量结果。这种状态下可以考虑适当增大增益以获得生物测量的结果,见图 2-1-14。

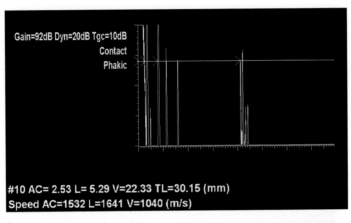

A

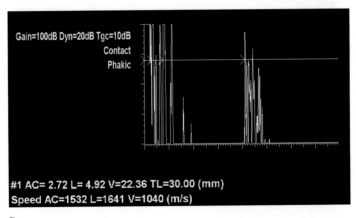

B

图 2-1-14 硅油填充眼生物测量声像图

A. 低增益状态测量硅油填充眼超声图像;B. 高增益状态测量硅油田崇烟图像

（6）眼内疾病：一些常见的眼内疾病，如黄斑病变、视网膜脱离、后巩膜葡萄肿等的存在，也会导致测量出现偏差，在实际操作的过程中应注意分辨，确保测量结果的准确。

1）黄斑疾病：如果黄斑区有病变，如水肿、前膜、出血、变性、新生血管、脱离等直接导致测量时眼底的强回声缺如，自动测量功能无法实现。解决的办法之一是调整仪器的增益值到最高看是否能得到眼底的饱和波；此外可以应用手动测量法，对 A 型超声图像进行分析获得测量值。如果前述的测量方法均无法获得测量结果，可以采用 B 型超声间接浸润法进行生物测量获得结果，见图 2-1-15。

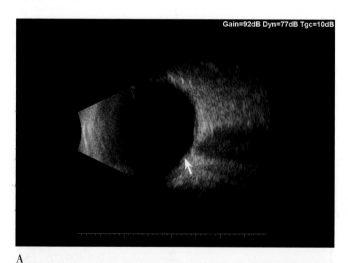

A

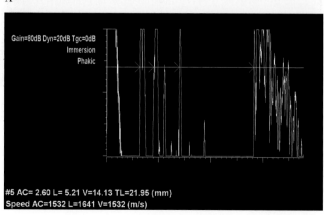

B

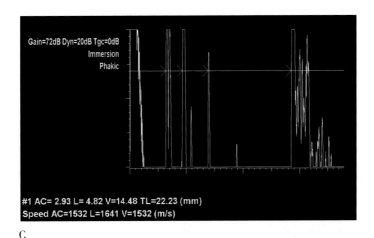

Gain=72dB Dyn=20dB Tgc=0dB
Immersion
Phakic

#1 AC= 2.93 L= 4.82 V=14.48 TL=22.23 (mm)
Speed AC=1532 L=1641 V=1532 (m/s)

C

图 2-1-15　黄斑病变声像图

A. 黄斑病变 B 型超声图像；B. 黄斑病变的 A 型超声图像（眼球轴长 21.95mm）；C 黄斑病变与 B 图不同测量点的 A 型超声图像（眼球轴长 22.23mm）

2）后巩膜葡萄肿：部分高度近视的病人合并后巩膜葡萄肿，尤其葡萄肿位于黄斑区时测量就更加困难。可出现多次测量的结果不一致，尤其在自动测量的状态下，正确分辨就更加困难。对此类病人应采用自动、手动、B 超测量相结合的方法，力求获得最准确的测量结果。

3）视网膜脱离：如果病人为视网膜脱离尤其当脱离的视网膜累及黄斑区附近时，行 A 型超声生物测量时可以在眼球壁回声前出现相对饱和的中强回声，由于同为视网膜结构，故仪器可以将其误认为是球壁，导致测量结果较正常小，见图 2-1-16。测量时一定注意识别，建议常规进行 B 型超声检查，波形与形态相结合保证测量的准确性。

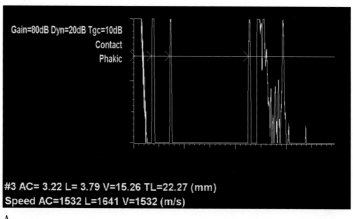

A

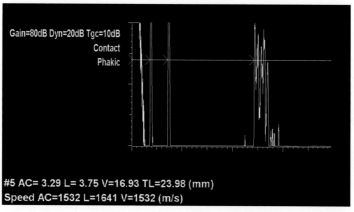

B

图 2-1-16 视网膜脱离超声声像图

A. A 型超声视网膜脱离图像（未调整前）；B. A 型超声视网膜脱离图像
（调整后）

第二节　光学生物测量

一、适应证和禁忌证

【共识原文】

1. 适应证　对于需要得到精确的眼球生物学参数(包括角膜厚度、前房深度、晶状体厚度、玻璃体腔长度和眼球轴长)的受检者,均可进行光学生物测量。

2. 相对禁忌证　屈光间质混浊严重影响光线穿透的病例,合并视网膜脱离、黄斑病变的病例等可能影响测量的准确性,必要时应用其他检查方法复核检查结果。

【共识解读】

1. 适应证　光学生物测量与声学生物测量相比较,具有非接触、测量速度快、测量结果可重复性好、对检查者依赖性小、人工晶状体计算所需数据一体获得等优点。既往光学生物测量对屈光间质的要求较高,角膜、前房、晶状体、玻璃体及视网膜的任何一个部分有严重阻挡光线穿过的障碍都可能导致无法获得测量结果。随着扫频光源生物测量仪的出现,极大程度提高了光学生物测量的检出率,近95%以上的病例均可以通过扫频光源生物测量仪获得理想的测量结果。但因其价格相对较高,目前在国内尚未完全普及。

光学生物测量因其检查的非接触性,对于感染性疾病的病人、角膜伤口未缝合的病人、内眼手术后病人等情况,可以及时为病人提供测量数据。不再与超声生物测量一样有检查时间、条件的限制。

2. 相对禁忌证　屈光间质严重混浊、视网膜脱离、黄斑疾病、角膜曲率过大、过小,散光过大的病人应用光学生物测量获得的测量结果检出率低、可重复性差,如不能满足测量标准,建议改用超声生物测量获得测量结果。

二、设备的设置与调整

【共识原文】

1. 设备校正　使用模型眼对设备测量准确性进行校正,建议至少每周1次。

2. 眼球状态的选择　根据受检者眼球的实际状态选择相应的测量模式,包括正常晶状体眼、致密晶状体眼、无晶状体眼、人工晶状体眼等;以及正常玻璃体和硅油填充玻璃体等状态供选择。

【共识解读】

1. 设备校正　光学生物测量仪与声学生物测量仪一样,在测量前需要进行模型眼的测量校正。一般仪器设定一定的时间(通常1周)提醒使用者进行校正。新型光学测量仪将模型眼内置可随时进行测量校对。

2. 眼球状态的选择　光学生物测量仪的眼球状态为列表式,只需对照实际的眼球状态对应选择即可,部分仪器还有测量结束后再次修改眼球状态的功能。光学生物测量的眼球状态设定非常人性化,不仅有与声学生物测量相同的设定,而且还有一些特殊的设定,如硅油填充眼无晶状体眼、硅油填充眼假晶状体眼、ICL 状态等。建议检查前认真阅读病历、仔细询问病史、确定病人的眼球状态后再进行相应的设定、检查,以避免因眼球状态设定错误导致测量的误差。

三、检查方法

【共识原文】

检查步骤:

(1) 进入操作界面,输入受检者姓名,出生年、月、日,性别等项目。

(2) 根据受检者的眼球状态选择相对应的预设模式,保存后进入检查界面。

(3) 自最远端逐渐接近角膜,当对焦清晰后启动手柄上的测量按钮,设备依次测量角膜曲率、眼球轴长、前房深度、晶状体厚度(如有此功能)及角膜直径距离等相关生物学参数。

(4) 每一次测量前,嘱受检者瞬目,保持良好的泪膜质量。建议每眼测量 3~5 次,信号噪声比(signal noise ratio,SNR)大于 2,误差不超过 0.05。

(5) 测量完毕,浏览检查结果,达到测量标准进入计算界面,根据测量结果选择人工晶状体屈光度计算公式和人工晶状体型号,计算并打印结果。

【共识解读】

1. 在初始面板上输入病人的基本信息,包括姓名、性别、出生日期等。生日是必须输入的项目,而且是识别用拼音输入姓名的病人的重要信息之一。初始状态下必须输入的还有眼球状态,尤其对是否有眼屈光手术病史和手术的具体方式都有具体的要求。

2. 检查步骤

(1) 病人下颌紧贴下颌托、头部与额托贴近,眼球中部与仪器的眼球标记线在一条水平线,开始进行测量。切记,此时应将仪器置于距离角膜最远的位置。

(2) 自远端推动手柄移动仪器逐渐接近眼球,待角膜上的标志点为清晰成像时进行测量。

(3) 如果为自动测量模式,仪器满足对焦条件后将自动进行测量;如果为手动测量模式,必须手动按动测量按钮方进行测量。

(4) 为保证测量结果准确,每一次测量前嘱病人瞬目,保持泪膜良好。

3. 检查结果的判定 光学生物测量仪内置结果的自动判定模式,如果测量结果不能满足仪器对结果的判定要求,将无法获得最终的测量结果。自动测量结果满足仪器的判定要求方可进入下一测量模式。

4. 人工晶状体屈光度计算 光学生物测量仪一次测量可以获得人工晶状体计算的全部参数。仪器可以根据眼球轴长的测量结果推荐使用相应的计算公式。

四、正常表现及测量结果的判定

【共识原文】

光学生物测量检查的正常表现：光学生物测量仪依据产品的设计原理而有所不同，与 A 型超声的正常表现类似，但更关注视网膜色素上皮波形的识别能力。正常视网膜色素上皮波表现为突出其他任何波形的单高波，其前、后各有小的丛状波。

【共识解读】

光学生物测量仪眼球生物学参数测量的结果总体与直接接触法超声测量的图像类似，但各公司的产品测量图像略有不同。有的可以显示自角膜至眼球壁的全部图像，有的只显示视网膜的波形图像，这里主要讨论视网膜的波形。

正常的视网膜波形表现为中央高耸的单高波，两侧可见低丛状波，再向两侧延展为平段。中央的单高波为视网膜色素上皮的反射，其左侧的丛状

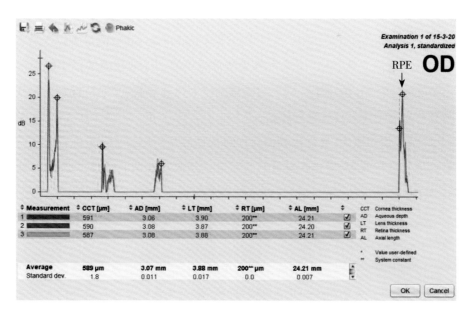

图 2-1-17　光学生物测量的正常波形（RPE：视网膜色素上皮波形）

波为玻璃体和视网膜内界膜之间的反射波,其右侧为脉络膜与巩膜之间的界面的反射波(部分病例此波形可不显示)。视网膜色素上皮的波(信号)应与其他组织的波形(噪声)之间形成显著的差异,即信号/噪声的比值(SNR)应在2以上,此时的测量结果方被仪器认为是可靠的,见图2-1-17。

【共识原文】

光学生物测量检查的结果判定:

(1)光学法测量结果,可根据系统提供的SNR值进行判断。如果SNR值>2.0,结合测量的波形为单高波,共同判定结果是可靠的。

(2)理论上同一受检眼光学法与声学法测量结果因目标不同存在差异,但仪器的设计者对实际显示的眼轴长度进行了修正,修正后的光学测量结果与超声间接浸润法测量的结果相近。

(3)一般情况下双眼眼轴长度相差应≤0.3mm,如果测量结果大于0.3mm,仪器会自动提示,此时应对结果的可靠性进行鉴别。

【共识解读】

(1)SNR值的意义:SNR(信号噪声比,signal noise ratio)值是所检查组织的信号与噪声之比,SNR值越大测量结果越可靠。一般仪器的最小阈值设定为2,如果SNR值小于2则表明测量结果不可靠,需要其他检查方法确认测量结果方能代入公式进行计算。

(2)数值的取舍:光学生物测量仪将根据测量的结果推荐检查者对所获得的数值进行取舍,直到测量数值的数量达到仪器计算平均值的要求(一般>5次)方进行平均值的计算,误差范围要求控制在0.02mm。

(3)图像的识别:光学生物测量与声学生物测量一样,在注重数值分析的同时,也要注重图像特征的识别。图像识别应注意以下几点:

1)视网膜色素上皮的波峰是否为单高波:如果不是,表明黄斑区有病变存在,需要结合B型超声、OCT等检查的结果对测量结果进行再评估方可确定检查结果,见图2-1-18。

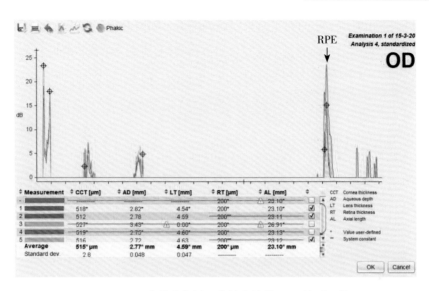

图 2-1-18 光学生物测量非单高波的 RPE 波形图像

2）视网膜色素上皮与其左侧的波形之间的距离是否在 0.2mm 内：如果大于 0.2mm 表明黄斑区视网膜神经上皮层有水肿或脱离，需要结合 OCT 的检查结果对测量结果进行再评估方可确定检查结果，见图 2-1-19。

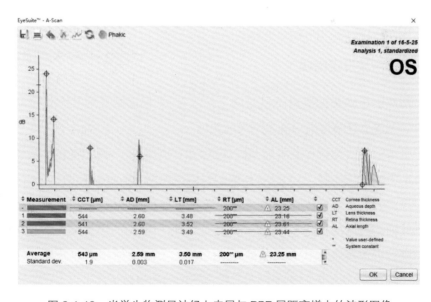

图 2-1-19 光学生物测量神经上皮层与 RPE 层距离增大的波形图像

3) SNR 值小于 2 的测量结果对应的图像一般所获得的结果均为非可信任数值,必须用第二种测量方法复核后方可使用,见图 2-1-20。

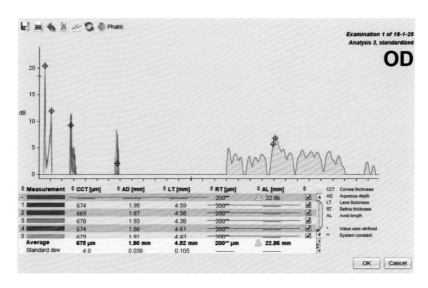

图 2-1-20　光学生物测量 SNR<2 的波形图像

第三节　特殊情况的处理原则

一、声波设定错误

精准眼球轴长的测量不仅与测量技术有关,根据眼球的状态设定与之对应的声速也是获得准确测量结果的保证。

眼球轴长的测量误差可能与眼球状态的设定有关。例如将正常晶状体眼设定为无晶状体眼,用无晶状体眼的对应声速测量有晶状体眼;将硅油填充眼设定为正常玻璃体眼,用正常的玻璃体声速测量硅油填充眼等,所得到的眼球轴长测量结果就不可能是准确的。如果所使用的测量仪器不能在测量结束后再进行眼球状态或测量声速的修改,则需要使用声速转换方程对其进行修订,得到正确的声速所对应眼球结构的测量数值。

声速转换方程(velocity conversion equation,VCE)是修正声速的重要方

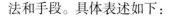

法和手段。具体表述如下：

$$正确的测量数值 = V_c/V_m × 实际测量数值$$

V_c 指正确的声波速度，V_m 指用于测量的实际声波速度。举例说明如下：

例 1 如果一个无晶状体眼的病例，我们实际应用 1550m/s 的声速对其进行生物测量，其眼球轴长的结果为 24.0mm；正确的声速设定应为 1532m/s，那么应用 VCE 方程对其进行计算，获得实际的眼球轴长为：

$$1532/1550 × 24.0mm = 23.72mm$$

例 2 如果一个有晶状体眼的病人应用无晶状体眼的状态进行测量，需要应用手动测量移动电子门的技术先测量在错误状态下（1532m/s）的晶状体厚度为 4.5mm，然后再用 VCE 转化方程对其进行计算修正实际晶状体厚度（1641m/s）。

$$1641/1532 × 4.5mm = 4.8mm$$

二、浅前房

应用超声生物测量如果中央前房深度小于 2mm（包括角膜厚度），一般很难获得测量结果。此类病人建议首选光学生物测量。

1. 光学生物测量尤其应用 CCD 光学照相成像的原理测量前房深度，只要在角膜与晶状体前囊之间有一个可以分辨的空间即可成像并计算出前房深度值。

2. 如果没有光学生物测量仪建议首选间接浸润法，次选直接接触法测量。如果自动的测量方式不能获得测量结果，可选择手动的测量方式为识别 4 个电子门获得测量结果。

3. 如上述方法均不能获得理想的测量结果，可将眼球状态首先设定为无晶状体眼，获得测量结果后，手动获得晶状体厚度；应用声速转换方程计算实际晶状体厚度，将实际晶状体厚度与手动获得的晶状体厚度的差值加上应用无晶状体眼状态的眼球轴长即为实际的眼球轴长。举例说明如下。

例如浅前房眼的生物测量。设定为无晶状体状态得到眼球轴长为 23.00mm。手动测量得到晶状体厚度为 4.35mm。实际眼球轴长计算如下：

実际晶状体厚度 =1641/1532×4.35mm=4.66mm

不同声速测量晶状体厚度差 =4.66−4.35=0.31（mm）

実际眼球轴长 =23.00+0.31=23.31（mm）

计算结果表明，如果针对所测量的眼内组织声速设定错误，4.35mm 厚的晶状体厚度就导致 0.31mm 的误差，手术后的屈光度误差相差近 1D。如果是 23mm 的眼球轴长设定错误所导致的误差将更大。

三、晶状体膨胀

关于晶状体厚度的一般判定方法：根据 Bellow 的数据分析，正常晶状体的厚度与年龄相关，即年龄每增加 1 岁，晶状体厚度增加 0.01mm。晶状体的基础厚度为 4mm，1 岁时的厚度为 4.01mm，20 岁为 4.20mm，50 岁为 4.50mm。如果年龄为 50 岁，但超声生物测量晶状体的厚度大于正常年龄对应的晶状体厚度的 10%，即可判定为晶状体膨胀。

通常晶状体的声速设定为 1641m/s；如果是核性白内障可以降低声速设定为 1610m/s；如果为皮质性白内障将提高声速设定为 1670m/s。膨胀期白内障的病人，因为其晶状体的含水量较非膨胀期增加，所以应将膨胀期白内障病人的晶状体测量声速较正常降低，一般将声速设定为 1590m/s。举例说明如下：

例如病人年龄 50 岁，眼生物测量结果如下：眼球轴长 23.5mm，晶状体厚度 5.10mm（对应声速 1641m/s）。根据 Bellow 的数据，晶状体理论厚度在 4.5mm，实际厚度大于理论厚度 0.6mm（13%），判断为膨胀期白内障。应用声速转化方程重新计算晶状体厚度。

実际晶状体厚度 =1590/1641×5.10mm=4.94mm

原晶状体厚度 – 実际晶状体厚度 =5.10−4.94=0.16（mm）

修正后的眼球轴长 =23.5−0.16=23.34（mm）

上述计算结果表明，如果不对膨胀期白内障的晶状体厚度进行修订，可能带来 0.16mm 的测量误差，手术后的屈光误差在 0.5D 左右。由此可见晶状体厚度修订的必要性。

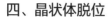

四、晶状体脱位

晶状体脱位分为完全晶状体脱位和不完全晶状体脱位。完全晶状体脱位,只要晶状体脱位后没有在自角膜顶点至黄斑区的这条测量径线上,可以视同无晶状体眼。这里主要讨论不完全晶状体脱位的处理细节。

1. 不完全晶状体脱位,晶状体移位范围小,晶状体的主要部分仍位于瞳孔中央,一般仍按照正常晶状体眼处理。

2. 不完全晶状体脱位,晶状体移位范围大,晶状体的主要部分已经离开瞳孔中央,甚至只能在瞳孔区观察到晶状体赤道部,可按照无晶状体眼处理。

3. 介于上述二者位置之间的不完全晶状体脱位 部分晶状体位于瞳孔中央,但用有晶状体眼的设定测量晶状体厚度较正常显著变小。如有条件可以借助其他测量方法(如 B 型超声)测量晶状体的实际厚度,然后应用声速转换公式计算实际晶状体厚度,用实际晶状体厚度减去 A 型超声测量的晶状体厚度的差值,再次应用声速转换公式计算出原本应该用晶状体声速计算的部分(实际测量时用玻璃体声速替代的晶状体部分)的差值,再与眼球轴长相加,获得实际眼球轴长。举例说明如下。

例如病人为 46 岁男性,生物测量结果:前房深度 3.12mm,晶状体厚度 2.18mm,眼球轴长 24.00mm。

根据 Bellow 的数据分析,结合 B 型超声检查,诊断晶状体不完全脱位,脱位的晶状体部分位于瞳孔区。应用 B 型超声测量晶状体厚度为 4.5mm(声速 1550m/s)。应用声速转换方程计算实际晶状体厚度。

晶状体厚度(B 型超声与 A 型超声转换)=1641/1550×4.5mm=4.76mm

晶状体厚度差 =4.76-2.18=2.58(mm)

玻璃体与晶状体声速差转换 =1532/1641×2.58mm=2.41mm

不同声速的差值 =2.58-2.41=0.17(mm)

实际眼球轴长 =24.00+0.17=24.17(mm)

经过换算,克服了 0.17mm 的误差,手术后屈光度的误差可以减小 0.5D。

五、无晶状体

无晶状体眼的生物测量有什么困难？因为无晶状体的生物测量较有晶状体眼生物测量少了 2 个电子门，这样如何确保无晶状体眼的生物测量时通过注视点到黄斑中心凹就是我们面临的挑战。角膜后的波峰到底是哪一种组织的回声也是需要分辨的目标之一。

1. 角膜后的第一个波峰可能是虹膜的回声，尤其对于那些瞳孔不能散大的病例可能性更大，因为声波的波幅可能比瞳孔直径大。

2. 角膜后的回声也可能是晶状体后囊的回声，尤其是白内障囊外摘除手术未植入人工晶状体的病例。

3. 角膜后的回声还可能是玻璃体的前界膜，这在白内障囊内摘除手术后的病例更容易出现。

角膜后的第一个波既是识别的目标，也可能是干扰检查的目标。如果应用间接浸润法测量无晶状体眼，并误将检查方法设定为直接接触法，则可能因为角膜后波形的存在，导致仪器误将探头界面认为是角膜波，将角膜波认为是晶状体前囊波，将角膜后的第一波形被认为是晶状体后囊波，导致所得到的测量结果将比实际的眼球轴长测量值大。反之，如果使用直接接触法测量，但仪器被设置为间接浸润法，测量时将角膜到角膜后波的距离认为是探头与角膜之间的距离。所得到的测量结果较实际测量值小。正常眼的生物测量需要 4 个电子门均满足测量条件，仪器才自动识别测量结果。无晶状体眼只需要 2 个电子门就可以得到测量结果，所以获得测量结果将更加容易，但要确保所得到的测量结果是注视点到黄斑中心凹之间的距离需要检查者更加细心，仔细鉴别波形和数值甚至较正常眼更多次的测量才能获得最终的测量结果。而且所得到的生物测量结果，最好有其他临床检查结果相对照，如屈光检查的结果等方可确认测量结果的准确性，见图 2-1-21。

4. 关于无晶状体眼测量声速的设定　通常将仪器设定为无晶状体时，其对应的声速将更改为前房和玻璃体的声速即 1532m/s，但是由于角膜的存

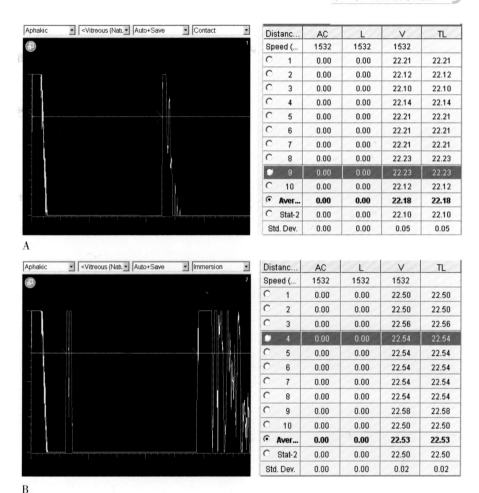

图 2-1-21　无晶状体眼 A 型超声测量图像

A. 直接接触检查法测量结果；B. 间接浸润检查法测量结果

在(其最适声速为 1641m/s)，故建议将测量声速调整为 1534m/s 进行测量。还有部分仪器的无晶状体眼声速设定为 1550m/s。这种情况都需要用声速转换公式对测量的结果进行修正，以确保测量结果的准确性。

综上所述，建议无晶状体眼首先选择光学生物测量，次选声学生物测量。

53

六、人工晶状体眼

人工晶状体眼的 A 型超声不具备典型表现,这是由于声波穿过晶状体后产生很多伪像,检查者只有通过降低仪器的增益设置,减少人工晶状体后的伪像,进而识别出真正的人工晶状体的波形,如图 2-1-22。

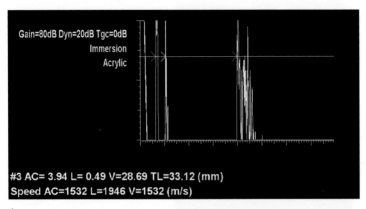

A

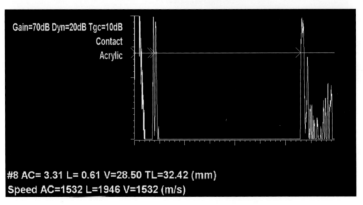

B

图 2-1-22　A 型超声人工晶状体眼表现

A. A 型超声间接浸润法的人工晶状体图像;B. A 型超声直接接触法的人工晶状体图像

54

1. Holladay 建议,应用声学生物测量人工晶状体眼的眼球轴长声速设定在 1532m/s,将所获得的眼球轴长加上或减去眼球轴长修正系数(corrected axial length factor, CALF),即:

$$AL=AL_{1532}+CALF$$

公式中,AL 为假晶状体眼的实际眼球轴长,CALF 为眼球轴长修正系数,AL_{1532} 为设定声速 1532m/s 所测得的眼球长度值。如果计算 CALF,需要知道晶状体厚度(T_L)和通过晶状体的声速(V_L),这两个参数可以从人工晶状体制造商处获得,它们和人工晶状体的屈光度以及材质相关。

$$CALF=T_L \times (1-1532/V_L)$$

$$AL=AL_{1532}+T_L \times (1-1532/V_L)$$

2. 应用人工晶状体修正系数测量人工晶状体眼 如果用 1532m/s 的声速测量人工晶状体的眼球轴长,最简单的办法就是在测量结果之上直接加上人工晶状体修正系数以获得最接近人工晶状体眼的实际眼球轴长的测量数值。下面的人工晶状体修正系数为文献所推荐:

(1) PMMA 材质的人工晶状体:$AL_{1532}+0.4mm$;

(2) 丙烯酸酯(acrylic)材质人工晶状体:$AL_{1532}+0.2mm$;

(3) 硅胶(silcone)材质人工晶状体:$AL_{1532}-0.6mm$。

当然上述的修正系数与人工晶状体的屈光度之间也有相关关系,具体参见表 2-1-3。

表 2-1-3 声学生物测量人工晶状体厚度修正系数表

人工晶状体屈光度/D	丙烯酸酯(acrylic) IOL/mm	PMMA IOL/mm	硅胶(silcone) IOL/mm
12~17	+0.20	+0.28	−0.48
18~23	+0.24	+0.32	−0.54
24~27	+0.27	+0.36	−0.65

3. 平均声速法测量假晶状体眼球轴长 如果针对不同材质的人工晶状体设定相应的平均声速进行眼球轴长的测量,以下声速是文献推荐使用的:

(1) PMMA 材质的人工晶状体推荐声速为 1555m/s。

(2) 丙烯酸酯（acrylic）材质人工晶状体推荐声速为 1554m/s。

(3) 硅胶（silcone）材质人工晶状体推荐声速为 1476m/s。

(4) 玻璃（glass）材质人工晶状体推荐声速为 1549m/s。

4. 光学生物测量人工晶状体眼的眼轴长度测量 应用光学生物测量与声学生物测量的原理基本相同，同样是利用光速 × 时间获得所测组织的长度，因此与声学生物测量一样，存在因眼球状态设定不正确导致所选择的光速与实际光速不符产生的测量误差。具体的修正系数见表2-1-4。

表 2-1-4 光学生物测量不同材质人工晶状体（IOL）厚度修正系数表

IOL 材质	修正系数 /mm
硅胶（silcone）IOL	+0.12
PMMA IOL	+0.11
丙烯酸酯（acrylic）IOL	+0.10
硅油（silcone oil）	−0.75
无晶状体眼（aphake）	+0.21

七、玻璃体变性

如果白内障的病人同时合并玻璃体变性，因为玻璃体变性的回声较玻璃体混浊的回声强，因此进行生物测量时在玻璃体内可以显示多个丛状波。玻璃体内的丛状波干扰仪器对晶状体后囊波以及视网膜波的识别，因此在应用自动测量方式时仪器无法自动冻结图像。

测量建议：

(1) 应用自动测量时，适当降低增益值，玻璃体变性的丛状波随增益的下降而下降，晶状体后囊波和视网膜波与变性波的声阻抗差增加，达到仪器可以识别的标准获得测量结果。

(2) 如果自动测量降低增益以后仍无法获得测量结果，建议使用手动测量的功能人为识别晶状体后囊和视网膜波，得到最终的测量结果。

八、硅油填充眼

1. 应用光学生物测量法测量硅油填充眼的眼轴　光学生物测量是测量硅油填充眼的首选测量方法。由于光线在玻璃体中的传播速度与在硅油中传播速度极其相近。根据文献报道光学生物测量硅油填充眼与非硅油眼的修正系数仅为 –0.75mm，而超声生物测量的修正系数为 –8.79mm。此外，光学生物测量仪有硅油填充眼无晶状体、硅油填充眼人工晶状体眼和硅油填充眼有晶状体眼等各具个性设置的眼球轴长测量方式，故是硅油填充眼的首选生物测量方法。

2. 应用声学生物测量法测量硅油填充眼的眼轴　由于正常玻璃体的声速为 1532m/s，而硅油的声速为 980~1040m/s，二者相差甚大。因此如果对硅油填充眼的声速设定不当，测量结果将产生极大的误差。此外，玻璃体内硅油填充并不是将玻璃体完全置换为硅油，所以玻璃体内实际只有部分空间被硅油占据，而另一部分空间则仍被玻璃体或水所占据。因此对硅油眼进行生物测量时建议坐位检查以保证声速穿过玻璃体路径尽可能全部为硅油，以利声速的设定获得准确的测量结果。否则，仰卧位进行生物测量硅油位于晶状体后，硅油后为玻璃体和（或）水且不知硅油与玻璃体所占的比例，无法准确设定玻璃体的内硅油和玻璃体／水的混合声速，导致测量误差。

（1）硅油填充眼有晶状体眼：仪器设定为有晶状体状态，玻璃体依据硅油的密度设定相应的声速、坐位，直接接触法进行生物测量。由于硅油对声波传导的衰减较正常玻璃体大，对硅油眼进行生物测量球后壁的波形因衰减而降低，不易达到仪器自动测量所设定的阈值，测量时适当增加仪器的增益值使球后壁的波达到测量阈值得到测量结果。

如果声速设定的合适，则测量结果可以直接代入公式进行人工晶状体屈光度计算。如果设备不能进行玻璃体声速的调整，只能以正常声速测量硅油填充眼的眼球轴长，可以应用声速转换公式对测量结果修正，得到可靠的测量结果。举例说明如下。

例如病人硅油填充眼，生物测量结果如下：眼球轴长 35.86mm，前房深度 3.01mm,晶状体厚度 5.23mm。玻璃体对应声速为 1532m/s。

首先计算玻璃体腔长度 V_{1532}=35.86-3.01-5.23=27.62(mm)

然后应用声速转换公式计算实际玻璃体腔长度 V=980/1532×27.62mm=17.67mm

最后计算实际眼球轴长 AL=3.01+5.23+17.67=25.91(mm)

通过上述实例说明,修正前后眼球的轴长相差 9.95mm。提示正确的声速选择和声速转化对准确的生物测量具有十分重要的意义。

(2) 硅油填充眼人工晶状体眼:硅油填充眼人工晶状体眼的超声生物测量,与硅油填充眼的有晶状体眼的测量及计算方法基本相同,只是将晶状体的声速设定为眼内人工晶状体的对应材质的声速即可。需要注意的是,由于人工晶状体后的伪像,如果仪器的增益过高,人工晶状体的伪像可能影响人工晶状体后囊的识别或者干扰眼球壁的选择。测量时应根据实际情况及时调整增益以期获得满意的测量结果。如果自动测量方式不能满足测量条件,必要时可以选择手动测量方法获得测量结果。

(3) 硅油填充眼无晶状体眼:硅油填充眼无晶状体眼为超声生物测量的难点。因一旦将眼球状态设定为无晶状体眼,则仪器将前房、晶状体和玻璃体的声速设定为同一声速,即要么是前房的声速,要么是硅油的声速。不论上述哪种测量所得结果都是不准确的,一定要进行声速转换方程再计算才能得到最终的测量结果。

如果应用声速转换方程计算,前提条件是能够在 A 型超声的波形中识别晶状体后囊或玻璃体前界膜。此时的测量方式必须设定为手动测量,具体检查步骤如下:

1) 仪器设定:无晶状体眼(前房和晶状体的声速 1532m/s),玻璃体设定为硅油的声速(980m/s)。

2) 前房深度的确定:包括以下方法确定无晶状体眼硅油填充眼的前房深度。A 型超声手动测量、UBM 测量前房深度、光学生物测量前房深度。

3) 利用声速转化公式确定真实声速下的前房深度。举例说明如下。

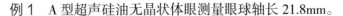

例1　A型超声硅油无晶状体眼测量眼球轴长21.8mm。

通过A型超声确定玻璃体前界膜,角膜与玻璃体前界膜之间的距离为前房深度,为2.18mm。

利用声速转换公式计算实际前房深度 =2.18×1532/980=3.41(mm)

不同声速前房深度差 =3.41–2.18=1.23(mm)

修正后的眼球轴长 =21.8+1.23=23.03(mm)

例2　A型超声硅油无晶状体眼测量眼球轴长21.8mm。

UBM测量前房深度3.5mm。

利用声速转换公式计算硅油声速下的前房深度 =3.5×980/1532=2.24(mm)

不同声速前房深度差 =3.5–2.24=1.26(mm)

修正后的眼球轴长 =21.8+1.26=23.06(mm)

九、眼内气体填充

如果眼内[前房和(或)玻璃体]有气体存留,首选光学生物测量,次选超声生物测量。如果眼内气体的填充量过多,超过1/2眼球[前房和(或)玻璃体]容积,光线或声波的穿透能力都会受到影响,可能影响测量的结果,甚至完全不能测量眼球的生物学参数。如果眼内气体的体积<1/2眼内容积,可采用坐位使气体向眼球上方移动,将声波穿过的通路回避气体,即可进行正常的超声及光学生物测量。

十、后巩膜葡萄肿

后巩膜葡萄肿在高度近视的病人经常出现,且高度近视的病人多同时合并黄斑病变,注视功能差。进行生物测量时容易出现测量结果的漂移,多次测量的误差大,确定最终的测量结果困难。针对此类病人有如下建议:

1. 光学生物测量为高度近视合并后巩膜葡萄肿病人的首选测量方法,应用光学生物测量,如果病人的注视功能好,一般可以得到可重复性好的测量结果。如果测量结果的可重复性差,或者所得到的视网膜色素上皮波不是单高波有切迹或双重波形,则需要应用其他测量方法复核测量结果,确认后方可使用。

2. 超声生物测量高度近视合并后巩膜葡萄肿的病人

(1) A型超声间接浸润法生物测量:为超声生物测量高度近视合并后巩膜葡萄肿的首选方法。A型超声间接浸润法测量的注视点较A型超声直接接触法好,所以对于没有黄斑病变的高度近视病人可以获得重复性较好的测量结果。如果应用间接浸润法不能获得重复性好的测量结果,如视网膜波切迹,视网膜波前可见干扰波形等情况,需要应用B型超声生物测量复核测量结果后,再行确认检查结果。

(2) B型超声间接浸润法生物测量:B型超声间接浸润生物测量可以根据B型超声的图像选择A型超声的测量点进行生物测量。可以准确识别黄斑区,黄斑区与后巩膜葡萄肿之间的位置关系,为准确评估高度近视合并后巩膜葡萄肿病例的眼球轴长有极大的帮助。

(3) 直接接触法生物测量:如果不能使用上述检查方法,只能选择直接接触法进行生物测量,一定要测量数据和测量图像双重判定。尽可能缩小测量的误差范围,获得最终的测量结果。

十一、黄斑疾病和视网膜脱离

黄斑疾病中对生物测量结果影响较大的包括:老年性黄斑变性、黄斑前膜、黄斑水肿、中心性浆液性视网膜病变等。主要表现为黄斑区神经上皮回声异常增厚、神经上皮脱离、脉络膜新生血管在神经上皮层下生长等。

视网膜脱离如果脱离的视网膜累及黄斑区,进行生物测量时将会产生和黄斑病变一样的问题,即对视网膜色素上皮识别的错误。

1. 应用光学生物测量 上述疾病如果使用光学生物测量,可能导致仪器对视网膜色素上皮层的误识。由于有黄斑疾病的存在,神经上皮层反射较正常增厚、增强,均可干扰仪器对视网膜色素上皮层的识别,测量图像表现为色素上皮波形为有切迹的波形、多个高波等情况,影响对最终测量结果的选择,见图2-1-23。此时必须结合其他测量方式的测量结果确定最终的测

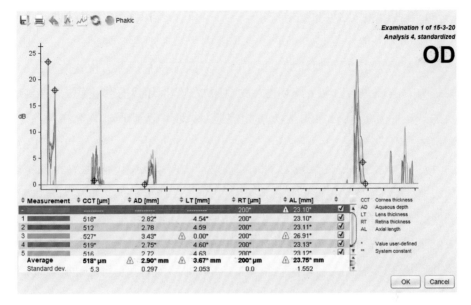

图 2-1-23 视网膜脱离光学生物测量图像

量结果,如间接浸润法超声生物测量。

2. 应用超声生物测量 首选 B 型超声间接浸润法生物测量,次选 A 型超声间接浸润法生物测量。

(1) 应用 B 型超声间接浸润法测量,可以在清晰显示黄斑形态的基础上选择眼球壁的位置确定生物测量的结果。所以此方法为首选的测量方法。

(2) 应用 A 型超声间接浸润法测量,对于黄斑区波形的识别是此方法的不足,需要进行更多次的测量,最好能与 B 型超声测量的结果相结合做出最终的判断。必要时手动移动电子门的位置确定眼球壁位置,获得准确的眼轴测量结果。

十二、注视困难

不论应用超声还是光学生物测量,病人的配合与注视视标都是获得准确的测量结果的前提与保证。如果在检查的过程中,遇到不能注视视标的病人,一般采取以下方法进行检查。

1. 嘱病人保持更加舒适的体位。

2. 病人不能注视是由于单眼或双眼的视力差所致 如果病人一只眼的视力差无法注视,可以让病人的另外一只眼保持直视标志位置的方法协助视力差的眼进行注视;如果病人的双眼视力均不能注视,让病人伸出自己的一个手指感觉自己手指所在的位置,移动手指到眼球的正位再进行测量。

3. 如果病人有斜视导致眼球不能注视 如果为单眼斜视状态,可以嘱病人遮盖另一只眼,以保证受检眼直视注视灯进行检查。如果病人为双眼斜视或者病人的斜视状态不能调整至正常眼位,则只能要求检查者适应病人的眼位。此种状态下,光学生物测量受仪器的限制可能无法获得测量结果,应用超声生物测量,检查者自行判断病人的注视点,改变探头的角度,根据所获得的波形,获得最佳的测量结果。

4. 如果病人有眼球震颤、眼睑痉挛等特殊情况不能注视 此种情况病人注视更加困难,应用光学生物测量或 A 型超声间接浸润法生物测量比较直接接触法的测量结果会更加可靠。

十三、婴幼儿生物测量技巧

婴幼儿行生物测量,如果是能够配合检查的儿童,首选光学生物测量法,因其为非接触性检查,更易被儿童所接受。如果光学测量不能获得测量结果,可选择超声生物测量。如果儿童不能配合检查,可请儿科医生协助镇静后再行生物测量检查。

儿童入睡后眼位的调整:由于儿童镇静后眼球易向上方旋转,因此测量时,应注意对眼位的调整,仔细观察测量的波形和数值,争取获得准确的测量结果。

十四、药物对测量结果的影响

药物主要考虑散瞳剂及缩瞳剂对眼前节参数的影响,一般对眼轴长度测量结果影响不大。文献报道应用散瞳剂可引起前房较未用药时变深,晶状体变薄;反之,缩瞳剂可以使前房较未用药时变浅,晶状体增厚。但变化在极小的范围之内,对手术后屈光度的影响目前没有肯定的答案。

综上所述,不论行光学生物测量还是声学生物测量,最好在自然状态下进行,避免药物对测量结果的干扰。

第二章　角膜曲率的测量

一、适应证和注意事项

【共识原文】

1. 适应证　适用于所有需要了解角膜曲率的病例。

2. 注意事项

(1) 裸眼检查,如果受检者配戴角膜接触镜,软性角膜接触镜须停戴 1~2 周以上,硬性角膜接触镜停戴至少 4 周。

(2) 对过于平坦或过于陡峭的角膜,特别是屈光力大于 50D 或小于 40D,角膜曲率仪测量结果可能会出现偏差。

(3) 角膜曲率仪测量时将角膜假设为对称的规则圆柱体,因此对病变角膜及不规则角膜,可导致角膜曲率值及轴向的误差。

【共识解读】

1. 适应证　测量角膜曲率可以了解角膜屈光度的大小,明确角膜是否存在散光等。如果存在角膜散光则可以获得散光度数和轴向的信息并明确散光类型。

角膜曲率是人工晶状体屈光度数计算的关键参数之一,因此角膜曲率的测量是白内障手术前检查的关键环节。测量角膜曲率还可以辅助诊断某些角膜疾病,例如圆锥角膜等。此外,测量角膜曲率有助于角膜屈光手术的设计和手术后结果的分析。角膜曲率也是角膜接触镜的验配预估和效果评估的重要参数。此外,角膜曲率还可用于儿童视光健康档案的建立及随访。

2. 以下情况一般不宜进行角膜曲率检查:

(1) 角膜炎

(2) 角膜溃疡

(3) 角膜水肿

(4) 结膜炎

(5) 翼状胬肉遮挡瞳孔或翼状胬肉导致的散光大于 3.0 D

(6) 眼球震颤及其他不能配合检查者

3. 注意事项

(1) 角膜的正常解剖结构和稳定的形态是准确测量角膜曲率的关键条件。常规在裸眼状态下实施角膜曲率检查,应尽量排除或减少影响测量结果准确性的因素,例如配戴接触镜等。角膜曲率测量应在 A 型超声接触法检查前或其他可引起泪膜或角膜变化的检查之前进行(例如接触式眼压、角膜厚度的测量、泪道冲洗等)。

(2) 伴有眼前段疾病如干眼、翼状胬肉,角膜水肿、瘢痕,角膜手术后、角膜外伤等可能引起明显的测量误差,甚至导致角膜曲率测量失败。角膜局部不规则,例如圆锥角膜、角膜屈光术后等,也可能导致测量的结果差异大。

(3) 角膜曲率测量发现的非正常范围值,例如小于40D或大于50D的值,可能出现明显的系统测量误差,需要用角膜地形图仪或者其他的检查设备进一步确认检查结果。

二、检查前准备

【共识原文】

1. 设备校正　使用模型眼对设备测量准确性进行校正,建议至少每周1次。

2. 注意泪膜的稳定性,每一次检查前适当瞬目。

3. 切勿在检查前使用表面麻醉剂、散瞳剂等。

4. 角膜曲率仪测量点是取自角膜前表面两主子午线各距角膜中心1.5~2mm 的各两个对应点。因此,它不能反映角膜中心 3mm 区域内以及角膜周边的曲率分布情况。

【共识解读】

1. 定期采用模型眼对角膜曲率仪进行校正可以保障设备测量的一致性和可比性。建议每周校正 1 次,至少 1 个月校正 1 次。通常校正的频率越高,设备测量的稳定性也越高。

2. 稳定的泪膜是保障角膜曲率测量结果可靠和稳定的基础。泪膜具有重要的光学特性,其本身的屈光力是 48.35D,但与角膜耦合时是 42.36D。泪膜稳定性下降可出现干眼,影响角膜曲率的测量,导致眼球生物学测量值出现意外。建议干眼病人应予改善泪膜稳定性之后再进行眼生物学测量以提高角膜曲率测量的准确性,为准确计算人工晶状体屈光度数、减少手术后的屈光意外提供帮助。

3. 表面麻醉剂或散瞳剂等滴眼液,可能引起泪膜的稳定性下降,影响角膜曲率值的准确测量。为了提高角膜曲率测量的准确性,测量前应避免使用此类药物。

4. 角膜曲率仪测量的前提是假设角膜光学面为球面或球柱面,数据来自于角膜前表面中央 3mm 直径圆环上的 2 条主子午线,只基于对应的 4 个点角膜曲率半径值,未反映角膜中央 3mm 以内和以外的角膜曲率。需要注意的是,角膜曲率仪测量的数据直接来自于角膜前表面,根据一定的理论假设来修正角膜屈光系数(1.3375),并推算出整个角膜的总屈光力。对于角膜曲率仪未能测量的区域或全角膜的相关信息可采用角膜地形图仪等设备进行测量和分析。

三、检查方法

(一) 手动角膜曲率仪

【共识原文】

1. 检查步骤

(1) 受检者下颌置于颌架上,前额靠住额托带。

(2) 调节颌架高度,直至受检者的双眼外眦与支架杆的水平标志成一直线。

(3) 遮眼板的使用:为了固定眼位,受检眼注视角膜曲率仪前方的圆孔或视标,对侧眼用遮眼板进行遮盖。

2. 仪器的调整

(1) 通过操纵手柄调整仪器的水平和垂直位置,使被测光标位于目镜视场中央,角膜曲率仪的光轴通过角膜曲率中心。

(2) 水平方向粗调:保持操纵手柄处于竖直位置,移动底座,使测量镜头水平面移动,大致对准受检眼。

(3) 垂直方向粗调:旋转操纵手柄,调节测量镜头高度,与目标对齐。

(4) 水平方向微调:将操纵手柄向前后左右倾斜,使测量镜头在水平面内轻微移动;锁定底座:当测量镜头调整到位后,旋紧底座固定螺钉,即可固定底座,使之不能移动。

【共识解读】

1. 固定双像法　以 Javal-Schiötz 角膜曲率仪检查方法为例简介如下。

(1) 检查前准备

1) 开启电源,仪器预热,确认设备正常工作。

2) 保持检查镜头清洁,避免手印、脏点和灰尘等。

3) 检查之前应了解受检者的基本情况尤其是眼前节的情况。

4) 向受检者介绍检查注意事项使其能很好地配合检查。

（2）检查基本方法

1）在自然瞳孔状况下、相对暗室、裸眼进行测量。

2）受检者坐于角膜曲率仪前、下颌放置在颌架上、前额靠住额托带。调节颌架高度直至受检者的双眼外眦与支架杆的水平标志成一直线。双眼平视前方，遮挡一只眼，进行检查。常规双眼检查，通常遵循先右眼后左眼的检查顺序。

3）先用遮眼板遮盖左眼，要求受检者右眼注视角膜曲率仪前方的圆孔，从中能看到角膜的反射像。

4）检查者通过目镜能观察到两个梯形和两个长方形的图像，并注意观察中间的梯形和长方形的位置（图2-2-1），使用调节钮调整焦距使图像清晰。

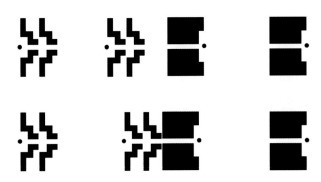

图 2-2-1　Javal-Schiötz 角膜曲率仪测量图像

5）首先确定水平的主子午线，根据中间的梯形和长方形的不同位置，使用调节手柄使其中间的梯形和长方形相切，从读数窗中读出并记录下此时的角膜曲率或角膜屈光力及轴位。

6）再将角膜曲率仪的镜筒旋转到与水平主子午线成90°的垂直位，根据中间的梯形和长方形的不同位置，使用调节手柄使其中间的梯形和长方形相切，再读出并记录垂直方向的角膜曲率或角膜屈光力及轴位。

7）重复5）和6）的测量方法3~4次，每次测量之间的差异值曲率不超过0.5D、轴位不超过10°，两两差异值越小越好。取3次平均值记录结果。

2. 可变双像法 以 Bausch & Lomb 角膜曲率仪检查方法为例介绍如下。

（1）检查前准备

1）开启电源、仪器预热、确认设备正常工作且各指示灯亮。保持检查镜头清洁，避免手印、脏点和灰尘等。

2）通过目镜调整仪器。首先逆时针旋转目镜到尽头并把它尽量拉出。然后将一张白纸放在测量环目标片前相当于受检者眼睛的位置，可看到一个模糊的黑圈。慢慢地顺时针旋转目镜直到看到圆圈变为清晰的双圈，使目镜能清晰地显示指示光标。

3）将仪器的刻度盘指示调整到 0° 或 180° 状态准备就绪。

4）检查之前应了解受检者的基本情况，尤其是眼前节的情况。向受检者介绍检查注意事项，使受检者能很好地配合检查。

（2）检查基本方法

1）在自然瞳孔状况下、相对暗室、裸眼进行测量。

2）受检者坐于角膜曲率仪前，下颌放置在颌架上，前额靠住额托带。调节颌架高度直至受检者的双眼外眦与支架杆的水平标志成一直线。双眼平视前方遮挡一只眼进行检查。常规双眼检查，通常遵循先右眼后左眼的检查顺序。

3）调节目镜使检查者通过目镜能看清楚板中央的"+"目标。

4）指导受检者眼睛平视前方，从仪器的镜筒中找到自己眼睛的反射像。

5）检查者通过目镜进行观察直至看到 3 个环所对应的受检者的角膜。

6）调节手柄使 3 个环都保持清晰并通过调焦使中心双像变为清晰单像。

7）调节水平和垂直手柄使像上的"+"与"+"重合，"−"与"−"重合。

8）为了确定被检者眼球的两条主子午线，旋转角膜曲率仪的镜筒直至光标像的水平延长线和垂直延长线能完全延续为止，确定轴位。如果受检者存在角膜散光，测量表示"+"和"−"会出现偏移的现象，通过调节旋钮及镜筒直到偏移的现象消失，即为受检者的角膜曲率及方向。如果无散光则不会出现测量图示的偏移现象，见图 2-2-2。

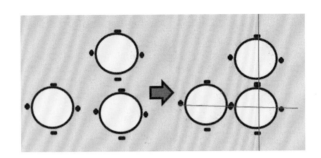

图 2-2-2　Bausch & Lomb 角膜曲率仪的测量图示

9）重复测量 3~4 次，每次测量之间的差异值曲率不超过 0.5D、轴位不超过 10°，两两差异值越小越好。取 3 次平均值作为记录结果。

（二）自动角膜曲率仪

【共识原文】

自动角膜曲率仪的检查在对齐、调整、显示和输出等方面实现了自动化，其余基本同手动角膜曲率仪。

【共识解读】

1. 电脑验光仪检查基本方法

（1）在自然瞳孔状况下、相对暗室、裸眼进行测量。

（2）受检者坐于电脑验光仪前，下颌放置在颌架上，前额靠住额托带。双眼平视前方，调节颌架高度直至受检者的双眼外眦与支架杆的水平标志成一直线。常规双眼检查，通常遵循先右眼后左眼的检查顺序。

（3）常规选择自动测量模式进行测量。如果自动测量模式没有达到测量要求再选择手动模式进行测量。

（4）嘱受检者睁大眼睛固视测量设备内的注视目标，将受检者的角膜调整到设备的检查范围中央。

（5）观察测量环的形态确保受检者的眼位居中、固视。测量前嘱受检者瞬目，确保泪膜的完整性。

（6）检查者按屏幕提示瞄准和对焦于角膜中心，连续测量 3 次或更多。

（7）测量的数据将显示在显示器上，取 3 次测量的平均值获得 K1（Kf）：平坦子午线角膜曲率，K2（Ks）：陡峭子午线角膜曲率，AX：角膜散光轴。确认结果的可信度，进行打印、存档。

2. 光学生物测量仪检查基本方法

（1）在自然瞳孔状况下、相对暗室、裸眼进行测量。

（2）受检者坐于光学生物测量仪前，下颌放置在颌架上，前额靠住额托带。双眼平视前方，调节颌架高度直至受检者的双眼外眦与支架杆的水平标志成一直线。常规双眼检查，通常遵循先右眼后左眼的检查顺序。

（3）常规选择自动测量模式进行测量。如果自动测量模式没有达到测量要求，再选择手动模式进行测量。

（4）嘱受检者睁大眼睛固视测量设备内的注视目标，将受检者的角膜调整到设备的检查范围中央。

（5）测量前嘱受检者瞬目，确保泪膜的完整性。

（6）将探测头缓慢靠近受检者，直到显示角膜和测量标识点聚焦清楚、呈圆形。

（7）仪器自动测量 3 次或更多，测量的数据将显示在显示器上，取 3 次测量的平均值获得 K1（Kf）：平坦子午线角膜曲率；K2（Ks）：陡峭子午线角膜曲率；AX：角膜散光轴。确认结果的可信度，进行打印、存档。

（三）角膜地形图仪

【共识原文】

检查步骤：

（1）自然瞳孔状态，相对暗室的环境下，裸眼测量。

（2）受检者头部置于固定颌托上，调节颌架高度，直至受检者的双眼外眦与支架杆的水平标志成一直线。

（3）受检查者固视测量设备内的注视目标。一般选择自动采集图像，至少测量 3 次,选择测量效果最佳的图像进行分析。

(4) 条件允许的,可选择测量角膜前后表面曲率的仪器进行测量。

【共识解读】

1. Placido 盘角膜地形图仪检查,以 Torny-4 为例介绍如下:

(1) 检查前准备

1) 开启电源、仪器预热、确认设备正常工作,各指示灯亮,固定旋钮和测试窗盖。保持检查镜头清洁,避免手印、脏点和灰尘等。

2) 电脑开启后进入角膜地形图检查模式,录入受检者的基本信息,选择自动测量模式进行测量。

3) 检查之前应了解受检者的基本情况,尤其是眼前节的情况。向受检者介绍检查注意事项使受检者能很好地配合检查。

(2) 检查基本方法

1) 在自然瞳孔状况下、相对暗室、裸眼进行测量。

2) 受检者坐于角膜地形图仪前,下颌放置在颌架上,前额靠住额托带。双眼平视前方、调节颌架高度,直至受检者的双眼外眦与支架杆的水平标志成一直线。常规双眼检查,通常遵循先右眼后左眼的检查顺序。

3) 通过水平、垂直调整操纵杆,将受检者的角膜调整到监视器的中央,使反光点对准标记。

4) 测量前嘱受检者瞬目,确保泪膜的完整性。

5) 将探测头缓慢靠近受检者,在监视器里的校准棒处会有箭头改变,直到清晰显示角膜,自动启动测量。

6) 测量完成后获得 3~4 幅图像,判断图像是否清晰、环是否圆、不变形,点击 OK 或完成并保存数据,其结果将显示在显示器上,见图 2-2-3。

7) 重复测量 3~4 次,选择结果最佳的一次进行分析,获取角膜的平坦曲率(Kf)、陡峭曲率(Ks)、平均曲率、角膜散光值及轴位等参数。确认结果的可信度,进行打印、存档。该检查基于角膜前表面形态。

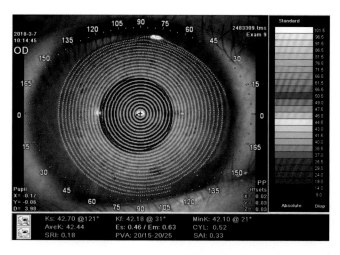

图 2-2-3 Placido 盘角膜地形图仪测量图示

2. 光程差分析仪角膜地形图检查，以 OPD-Scan Ⅲ 为例介绍如下：

（1）检查前准备

1）开启电源、仪器预热、确认设备正常工作，各指示灯亮，固定旋钮和测试窗盖。保持检查镜头清洁，避免手印、脏点和灰尘等。

2）电脑开启后进入角膜地形图检查模式录入受检者的基本信息，根据需要选择单一角膜地形图（corneal tomography，CT）测量或光程差（optical path difference，OPD）/ 角膜地形图（OPD/CT）复合测量，一般选择自动模式进行测量。

3）检查之前应了解受检者的基本情况，尤其是眼前节的情况。向受检者介绍检查注意事项使受检者能很好地配合检查。

（2）检查基本方法

1）在自然瞳孔状况下、相对暗室、裸眼进行测量。

2）受检者坐于光程差分析仪前，下颌放置在颌架上，前额靠住额托带。双眼平视前方。调节颌架高度，直至受检者的双眼外眦与支架杆的水平标志成一直线。常规双眼检查，通常遵循先右眼后左眼的检查顺序。

3）通过水平、垂直调整操纵杆，将受检者的角膜调整到监视器的中央，使反光点对准标记。

4）测量前嘱受检者瞬目，确保泪膜的完整性。

5）将探测头缓慢靠近受检者直到清晰显示角膜，自动启动测量。

6）测量完成后获得 3~4 幅图像，判断图像是否清晰，环是否圆、连续、不变形。如果图像质量不满意，可重新点击开始测量获得图像至满意后，点击 VERIFY 或完成按钮，保存数据，见图 2-2-4。

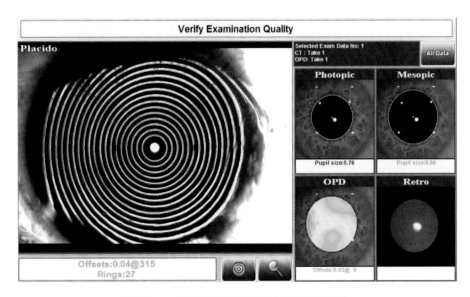

图 2-2-4 光程差分析仪角膜地形图检查图像

7）调取已保存的资料选择分析模块来浏览分析（例如角膜模块、白内障术前模块、像差分析模块等，或自定义模块）。必要时可多次测量，选择配合度最佳或重复性最高的一次进行分析，获取角膜的平坦曲率（Kf）、陡峭曲率（Ks）、平均曲率、角膜散光值及轴位等参数。确认结果的可信度，进行打印、存档。该检查基于角膜前表面形态。

3. 断层扫描角膜地形图仪检查，以 Pentacam HR 为例介绍如下：

（1）检查前准备

1）开启电源、仪器预热、确认设备正常工作，各指示灯亮，固定旋钮和测试窗盖。保持检查镜头清洁，避免手印、脏点和灰尘等。

2）电脑开启后进入角膜地形图检查模式录入受检者的基本信息，选择自动模式进行测量。

3）检查之前应了解受检者的基本情况，尤其是眼前节的情况。向受检者介绍检查注意事项，使受检者能很好地配合检查。

（2）检查基本方法

1）在自然瞳孔状况下、相对暗室、裸眼进行测量。

2）受检者坐于眼前节分析仪前下颌放置在颌架上，前额靠住额托带。双眼平视前方调节颌架高度，直至受检者的双眼外眦与支架杆的水平标志成一直线。常规双眼检查，通常遵循先右眼后左眼的检查顺序。

3）通过水平、垂直调整操纵杆，将受检者的角膜调整到监视器的中央，使反光点对准标记。

4）测量前嘱受检者瞬目确保泪膜的完整性。

5）将探测头缓慢靠近受检者直到清晰显示角膜，自动启动测量。

6）测量完成后获得 25~50 幅 Scheimpflug 图像，其结果将显示在显示器上，见图 2-2-5。检查质量参数 QS 如为"OK"表示测量结果准确性较好，可

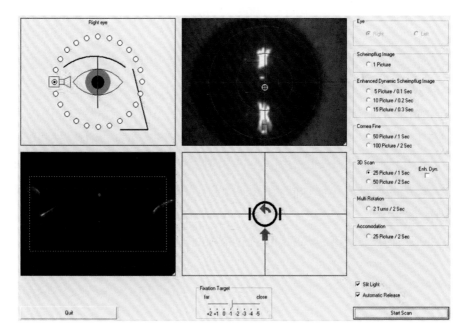

图 2-2-5　断层扫描角膜地形图仪检查图示

用于临床的分析。

7) 重复测量 3~4 次,选择结果最佳的一次进行分析,获取角膜的平坦曲率(Kf)、陡峭曲率(Ks)、平均曲率、角膜散光值及轴位等参数,打印、存档。该设备可检查前、后、全角膜表面形态。

四、正常表现

【共识原文】

角膜曲率仪可用于测量角膜前表面中央环各子午线的弯曲度,即曲率半径推算出角膜屈光力。正常情况下,在测量过程中通过调整焦距可使光标清楚,角膜曲率仪可以获得两主子午线上的角膜曲率。角膜曲率范围为 40~46D,两条子午线互相垂直。

【共识解读】

1. 正常表现　角膜曲率仪测量的结果是曲率半径,据此采用以下方法换算为角膜屈光力,$D=(n-1) \times 1000/r$。一般采用角膜屈光系数 $n=1.3375$ 来推算出角膜屈光力。

正常情况下角膜中央 3mm 区域的水平和垂直两条主子午线上角膜屈光力为 40~46D,且两条主子午线相互垂直。小于 40D 为低角膜屈光力,大于 46D 为高角膜屈光力,对于低曲率值和高曲率值应采用角膜地形图仪等设备进一步检查。

2. 检查结果的记录方法　水平方向的为 $K1$,垂直方向的为 $K2$,$\Delta K=K1-K2$ 为角膜散光。记录方式:两主子午线角膜曲率半径(角膜屈光力)@方向,散光类型,光标情况,例如 $K1$:7.5mm(45.00D)@180(水平),$K2$:7.6mm(44.40D)@90(垂直),逆规性散光,光标清晰完整。

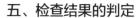

五、检查结果的判定

【共识原文】

对结果的判定：

1. 如果水平和垂直的测量结果相同，说明无角膜散光。

2. 如果水平和垂直的测量结果不同，说明有角膜散光存在。通过角膜曲率仪测量的两条子午线的屈光度数的差值获得角膜散光度数。根据陡峭子午线所在的位置，不同的规则散光可分为顺规性散光、逆规性散光或斜轴散光。

（1）顺规散光：两条主子午线互相垂直，陡峭子午线（以屈光度表示）在60°~120°之间。

（2）逆规散光：两条主子午线互相垂直，陡峭子午线（以屈光度表示）在0°~30°及150°~180°。

（3）斜轴散光：两条主子午线互相垂直，陡峭子午（以屈光度表示）在30°~60°及120°~150°（不包含本数）。

（4）如果旋转镜筒一周，图像的位置忽远忽近或者扭曲变形，说明此角膜有不规则散光，建议行角膜地形图检查和其他必要的眼科检查。

3. 每次角膜曲率的测量结果之间相差不超过0.5D，轴位不超过10°。

【共识解读】

1. 手动角膜曲率仪测量结果的判定

（1）Javal-Schiötz角膜曲率仪：属于二位角膜曲率仪，测量时矩形图与阶梯图两两相切后就可以读出测量结果。Javal-Schiötz角膜曲率仪测量水平位的角膜曲率后旋转90°再测量垂直位的角膜曲率，测量过程中会产生不同的图像。角膜散光分为规则散光和不规则散光。两条主子午线相互垂直为规则散光；两条主子午线不相互垂直为不规则散光。两条主子午线的角膜曲率测量值相减结果为零则无散光，结果不等于零则说明该角膜存在散光。

角膜规则散光又根据陡峭曲率所在的方位分为顺规性、逆规性和斜轴散光。在检查过程中水平测量和旋转90°后,顺规性散光的矩形图和梯形图是重叠的,逆规性散光矩形图和梯形图是分开的,斜轴散光的光标高度不一致,见图2-2-6。

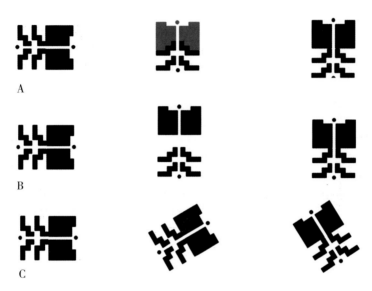

图 2-2-6 Javal-Schiötz 角膜曲率仪测量结果图像

A.顺规性散光角膜测量图像;B.逆规性散光角膜测量图像;C.斜轴散光角膜测量图像

(2) Bausch & Lomb 角膜曲率仪:属于一位角膜曲率仪,测量时不用旋转测量筒,通过目镜可以看到 3 个圆形或椭圆形的环状图像。球性角膜通过图像顺序调整就可以准确测量,见图 2-2-7。

对于角膜散光的受检者方位或者图像变形,通过调节旋钮及方位钮可以准确地测量角膜曲率,见图 2-2-8。水平与垂直方位的曲率值不一致,则存在散光。曲率值小于 40D 为低角膜曲率,40~46D 为正常角膜曲率,大于46D 为高角膜曲率,对于测量结果在非正常范围的病例应进一步做角膜地形图等检查。

手动角膜曲率仪一般重复测量三次结果取平均值。如果三次测量结果两两之间相差度数大于 0.5D、方位大于 10°,应重复测量并检查其测量结果

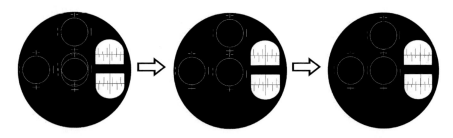

图 2-2-7　Bausch & Lomb 角膜曲率仪对球性角膜的测量结果图像

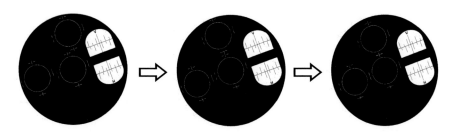

图 2-2-8　Bausch & Lomb 角膜曲率仪对散光角膜的测量结果图像

的可靠性。

2. 自动角膜曲率仪测量结果的判定

(1) 电脑验光仪:注意观察显示屏上的角膜反射环,如果角膜无散光时环呈圆形、规则散光时环呈椭圆形、不规则散光时环呈不规则形。环出现不规则形时需要明确是否因泪膜不稳定所致。可嘱受检者闭眼片刻,在准确对焦开始采集后避免眼球运动或过度瞬目。

自动角膜曲率仪通常在检查结果中自动显示:R1(角膜平坦子午线的曲率值)、R2(角膜陡峭子午线的曲率值)、deg(角膜散光的轴向)、AVG(R1 和 R2 的平均值)以及 CYL(角膜散光度数)。当数值后出现提示符号时(根据检查设备的不同,提示符号可能有所不同),例如"?"(提示曲率测量未达到规定次数)、"BLK"(提示瞬目次数过多)、"ALM"(提示对准不当)、"OVR"(提示数据超出测量极值)等需重复检查以确认。部分自动角膜曲率仪含有可信度参数及其提示。如果多次测量结果两两之间角膜屈光度相差大于 0.5D,轴向大于 10°应重复测量并检查其可靠性。

角膜屈光力在 40~46D 之间时结果的可重复性通常好。当数值超出此范围时需再次核对。当角膜散光大于 3D 或出现两眼间差异较大时也需注意。由于设计原理所限对于过度平坦或陡峭的角膜,测量准确性会下降;对于病变角膜或不规则角膜可导致轴向和曲率值的测量错误。出现上述情况时建议进一步行角膜地形图检查。

(2) 光学生物测量仪:光学生物测量设备通常可自动对两个不同直径区域(例如 2.4mm 和 3.3mm,不同设备略有差异)的角膜曲率进行双麦尔环测量,每个环有 360 个采样点以使测量结果更准确。小直径区域(2.4mm)的角膜曲率测量结果用于结合光学常数和光学测量值进行人工晶状体屈光度数的计算;大直径区域(3.3mm)的角膜曲率测量结果用于结合超声常数和超声测量值进行人工晶状体屈光度数的计算。

2.4mm 和 3.3mm 区域角膜曲率测量差值大于 0.5D 的受检者约有 15%;如果差值大于 0.75D,则可能存在明显的不规则散光,多见于角膜屈光手术后偏心或其他角膜异常,建议进一步行角膜地形图检查。

双眼角膜曲率测量完毕后,对角膜曲率应进行分析。

1) 测量结果在 40~46D 为正常角膜曲率,测量结果小于 40D 为低角膜曲率,测量结果大于 46D 为高角膜曲率。对于低曲率或高曲率值应进行角膜地形图检查分析原因。

2) 如果角膜屈光力三次测量结果之间差异超过 0.5D 或双眼间差异大于 1.0D,需重复检查或查找原因。

3) 如果散光三次测量结果差异度数超过 0.25D,轴向差超过 5° 需重复检查。如果散光度数超过 1.0D 应特别标识或提示。

4) 部分角膜不能进行角膜曲率光学生物测量,应选择其他设备进行检查并分析原因。

3. 角膜地形图仪检查结果的判定

(1) Placido 盘角膜地形图仪检查结果的判定:在角膜地形图检查过程时鼓励受检者双眼同时睁大。基于 Placido 环投射影像采集时,检查者从屏幕上可见各投射环无缝隙(未受瞬目影响)、环无畸变(未受泪膜影响)、对准恰当(出现最佳聚焦指示标记时采集)、环边缘正确显示(跟踪准确),此时可存储图像。在图像固定后可进行放大回看。如果有疑问可重复采集并比较,选择最佳图像。

基于实时图像摄像系统采集时,应实时观察受检者眼睛是否移动。360° 自动采集结束后显示分析图像。如果图像不佳需注意排除受检者在采集时瞬目或移动眼睛(可给予背景光适应)、上下睑遮挡(可从侧面轻轻辅助开大眼睑,勿压迫眼球)、泪膜不稳定(避免对焦时间过长,可嘱受检者瞬目后复查)。

必要时可以结合裂隙灯检查,注意角膜是否存在与角膜地形图异常区域相对应的病变(例如翼状胬肉、角膜斑翳等),决定是否接受图像采集的结果。

对角膜形态进行分析,见图 2-2-9。结果小于 40D 为低角膜曲率,40~46D 为正常角膜曲率,大于 46D 为高角膜曲率。

(2) 光程差角膜地形图检查结果的判定

1) 光程差(optical path difference, OPD)角膜地形图测量时,当获得最佳对准和聚焦时即对焦线变为一条时测量自动开始,见图 2-2-10。执行完指定次数后,右眼或左眼数值显示区下方 Ref 指示区里会动态出现相应自动验光

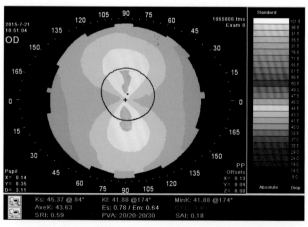

A

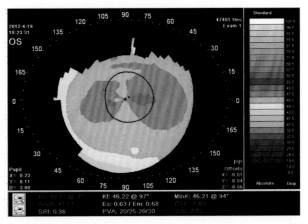

B

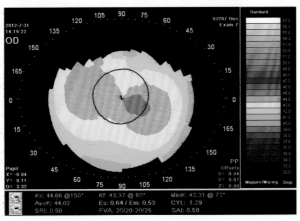

C

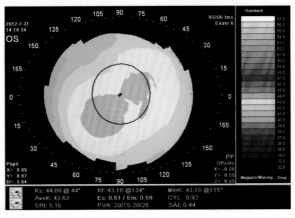

D

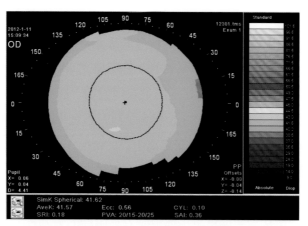

E

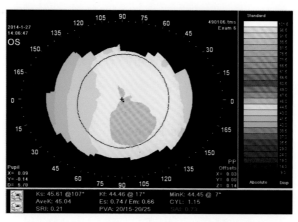

F

图 2-2-9　角膜地形图仪显示的角膜形态图像

A. 顺规性散光；B. 逆规性散光；C. 斜轴散光；D. 斜轴散光；

E. 球性角膜；F. 不规则散光

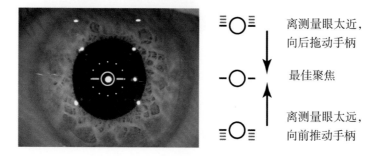

图 2-2-10　光程差测量对焦正确示意图

仪(auto-refractomer,AR)测量数值并自动保存。当测量结果可信度较低时在 AR 数值的右侧会出现下列符号:符号 E 表示高的均方根数据(root-mean-square,RMS)测量值显示为橙色;符号 * 表示屈光间质混浊或异常条件下获得的数据;符号 # 表示在小瞳孔下测量获得数据。瞳孔过小时数据显示为红色,不保存到数据库。符号 Ef 表示测量执行过程中焦点指示器未同步出现在测量界面,可能存在对焦过于偏离中心的情况。

2)角膜地形图(corneal topography,CT)测量时注意观察屏幕上各投射环是否连续,投射环在瞳孔内环是否有畸变、对焦是否准确以及环边缘正确显示。当出现最佳聚焦绿色指示标记时表示跟踪准确方可存储图像。图像固定后可进行放大回看,如有疑问可重复采集、比较、选择最佳图案。如果图像不佳需注意排除病人在采集时瞬目或眼球移动,上、下睑遮挡,泪膜不稳定等因素。必要时可以结合裂隙灯检查角膜有无与地形图异常区域相对应的病变(如翼状胬肉等),决定是否接受图像采集的结果,见图 2-2-11。

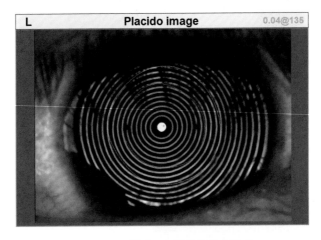

图 2-2-11　影响 CT 测量的检查图像
瞳孔内的 Placido 环无断续或变形,左下角可见泪河,上方
可见眼睑阴影和睫毛阴影

3)在结果分析模块中,不仅可以显示全部地形图,包括眼前节影像、瞳孔轮廓线、角膜顶点、角膜屈光力、地形图上特定点屈光力、SimK 值、

3mm/5mm/7mm 及最大最小角膜屈光力。也可以根据需要选择不同的地形图输出，包括轴向地形图、实时地形图、梯度图、屈光力图、高度图、OPD 图、眼表影像图、波前像差图、Zernike 函数图、点扩散函数 PSF 图、调制传递函数图（MTF）、模拟视力图。医生可自定义模块同时显示 6 种组合地形图，常用的总览图（OverView）可以在一个界面上分别显示整眼、角膜、眼内的屈光力分布、特征信息等，见图 2-2-12。

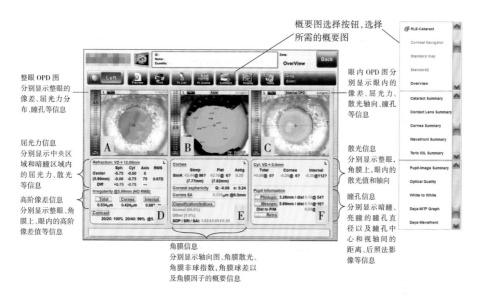

图 2-2-12　光程差分析仪角膜地形图仪检查总览图
既有内置的各类概要图，也可以自定义概要图来显示指定的图或分析数据

图 2-2-12 中 A 图为光程差地形图，以地形图的形式显示整眼实际测量的屈光力和正视眼之间的差值，即矫正到正视所需的屈光力分布，见图 2-2-13。

图 2-2-12 中 B 图为轴向地形图（axial topography），以地形图的形式显示角膜上各测量点相对于测量轴的角膜曲率半径和角膜屈光力，计算方法见图 2-2-14。轴向地形图（Axial）中各分析值含义，见图 2-2-15。

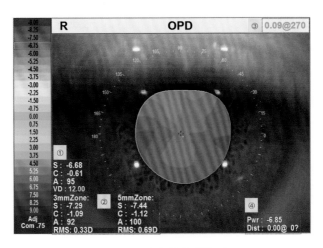

图 2-2-13 光程差角膜地形图

①中央区域的球镜度数(spherical,S)、柱镜度数(cylindrical, C)、散光轴(axis,A);②3mmZone 表示 3mm 区域内的 S、C、A 以及 RMS 值,5mmZone 表示 5mm 区域内的以及 RMS 值,均方根值(Root-Mean-Square, RMS)反映拟合的 S、C、A 值与实际屈光力分布的差异,RMS 值为 0 时,S、C、A 值和实际屈光力分布一致,RMS 越大,则 S、C、A 值与实际屈光力分布差异越大,则代表有越多的不规则分布,通常有规则散光时 RMS 值小于 0.5,有不规则散光时 RMS 值大于 0.5 ;③测量轴和角膜顶点的极坐标,介于 0 至 0.3 之间用绿色表示,0.3 至 0.4 之间用橙色表示,大于 0.4 用红色表示;④ Pwr 为十字光标所在位置的角膜屈光力值(角膜曲率半径值),Dist 为角膜中心到十字光标的极坐标

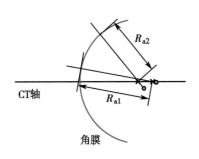

图 2-2-14 轴向地形图计算示意图

通过基于 CT 轴(角膜地形图的测量轴)测量得到的数据进行计算,得到相对于 CT 轴(角膜地形图测量轴)的角膜曲率半径,即角膜上各测量点的球径和 CT 轴相交的长(mm);并通过下方公式将角膜曲率转化成屈光力(D)P［corneal refractive power(D)］= 337.5/r［corneal curvature radius(mm)］

例:图中 R_{a1} 为角膜上该点(a1)的球径和 CT 轴相交的长度,即角膜上该点(a1)到和 CT 轴相交的叉号标记处的长度(mm)

图 2-2-12 中 C 图为眼光程差地形图,以地形图的形式显示角膜后表面到视网膜之间的眼内屈光力分布即整眼屈光力在眼内的部分,见图 2-2-16。眼内屈光力分布主要来源于晶状体,晶状体上的散光可以叠加或抵消角膜

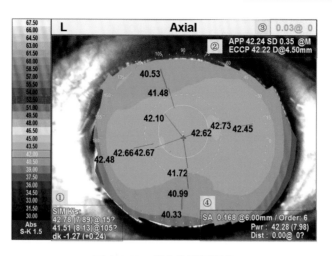

图 2-2-15　轴向地形图图像

①模拟角膜曲率(simulated keratometry,SIM K)角膜中心 3.3mm 区域最陡和最平子午线方向上的曲率半径值,角膜屈光力及轴向,dk:最陡与最平子午线之间角膜屈光力差值(角膜曲率半径差值);② APP:瞳孔内平均屈光力,SD 表示标准偏差,@P 表示小瞳孔区域内平均屈光力,@M 表示大瞳孔区域内平均屈光力,@ 直径 mm 表示自定义区域内平均屈光力,当 APP 值和 SIM K 平均值差异明显时,提示角膜上存在不规则散光或有激光角膜屈光矫正手术史等情况,有效角膜中央屈光力(effective cornea centre power,ECCP)对激光角膜屈光矫正手术后角膜 4.5mm 直径内角膜平均屈光力值进行补偿后获得,用于激光角膜屈光矫正手术后的人工晶状体屈光度计算,当 ECCP 值和 SIM K 的平均值差异明显时,提示角膜中央区域被激光切削后有着平坦的区域,③测量轴和角膜顶点的极坐标,介于 0 至 0.3 之间用绿色表示,0.3 至 0.4 之间用橙色表示,大于 0.4 用红色表示;④ SA:球差。指定分析区域内(3.0 至 9.0mm)和指定阶数内(第 3 阶至第 8 阶)的球差值。正常人眼的角膜球差值平均为 +0.28um,在选择非球面 IOL 时应考虑最终能让患者术后整眼保持少量正球差,在达到良好的视觉品质的同时也保留一定的焦深。Pwr 表示十字光标所在位置的角膜屈光力值(角膜曲率半径值),Dist 表示角膜中心到十字光标的极坐标

上的散光,在屈光性白内障手术术后可以参考本图评估植入的 Toric 人工晶状体是否抵消了原有的角膜散光获得较手术前更好的视觉质量。

　　图 2-2-12 中 D 图为整眼屈光信息图像,分别以屈光力、高阶像差均方根值和空间频率调制解调函数来表示不同区域、整眼、角膜和眼内的屈光状态,见图 2-2-17。

　　图 2-2-12 中 E 图为角膜上的屈光信息图,分别以角膜散光、角膜非球面指数、角膜球差和角膜分类来表示角膜的屈光状态,见图 2-2-18。

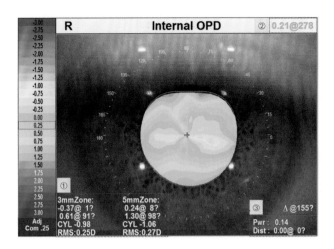

图 2-2-16 眼内光程差地形图

①3mmZone 表示 3mm 区域内的 S、C、A 以及 RMS 值,5mmZone 表示 5mm 区域内的 S、C、A 以及 RMS 值,RMS 为均方根值,此处的均方根值反映拟合的 SCA 值与实际屈光力分布的差异;②测量轴和角膜顶点的极坐标,介于 0 至 0.3 之间用绿色表示、0.3 至 0.4 之间用橙色表示、大于 0.4 用红色表示。③Pwr 为十字光标所在位置的角膜屈光力值(角膜曲率半径值);Dist 为角膜中心到十字光标的极坐标

图 2-2-12 中 F 图为角膜上的屈光信息图像,分别以角膜散光、角膜非球面指数、角膜球差和角膜分类来表示角膜的屈光状态,见图 2-2-19。

(3) 光程差分析仪角膜地形图在屈光性人工晶状体选择的应用:在屈光性白内障手术人工晶状体的选择时除了需要获得角膜曲率数值以外,还需了解角膜球差、总高阶像差、Kappa 角以及明暗瞳孔形态等信息以个体化选择人工晶状体。

1) 测量模式的选择:光程差角膜地形图整合了自动验光/曲率测量和像差检查。它有两种测量模式即 OPD 测量和 CT 测量模式,白内障手术前建议 OPD+CT 扫描。即在 OPD 测量中可以获得 S、C、A 值,OPD 地形图、暗环境眼前节影像、后照法影像;在 CT 测量中可以获得 SimK 值、Placido 环影像、明亮光线下眼前节影像,综合 OPD 和 CT 的测量结果可以全面获得整眼角膜和眼内的屈光力及像差,瞳孔等相关信息。当白内障程度明显,尤其在视轴区存在屈光介质混浊或极小瞳孔时可能无法获得 OPD 测量结果,可

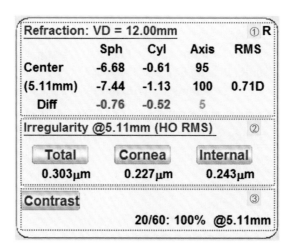

图 2-2-17　整眼屈光信息图

① Center:中央区域的整眼 S、C、A 值,本图指 5.11mm 区域内的整眼 S、C、A 以及 RMS 值(括号内的区域大小可按照大瞳孔直径、小瞳孔直径或指定的区域大小进行分析), Diff:中央区域和指定区域的整眼 S、C、A 差值,差值介于 0.25D 至 0.50D 之间用橙色表示,大于 0.50D 用红色表示,如差值明显,则代表瞳孔处于不同大小时可能出现的屈光力变化,散光差值大的病人需谨慎使用 Toric 人工晶状体;②Irregular@5.11mm(HO RMS)表示 5.11mm 区域内高阶像差均方根值,提示 5.11mm 区域内不规则成分的量, Total 指 5.11mm 区域内整眼高阶像差均方根值,Cornea 指 5.11mm 区域内角膜上高阶像差均方根值,Internal 指 5.11mm 区域内眼内高阶像差均方根值,角膜上高阶像差均方根值代表了角膜上不规则成分的量,白内障术前若该值大于 0.3μm 需谨慎使用各种高端人工晶状体,若该值大于 0.5μm 则需进一步仔细分析高阶像差产生的原因和比例来判断使用何种人工晶状体,在白内障手术后角膜上高阶像差均方根值可用于评估手术切口对角膜的影响,眼内高阶像差均方根值可用于评估植入的人工晶状体, 该值较大则代表人工晶状体可能异常,通常是人工晶状体的位置和囊袋异常引起; ③Contrast:调制传递函数,客观体现当前屈光状况下对比度和空间频率之间的关系,即病人可在不同对比度下识别的空间频率极限或在不同空间频率识别的对比度极限,该函数仅体现当前屈光状况的成像情况,不考虑视网膜功能或之后的视觉通路产生的影响,是一种客观方式的评估

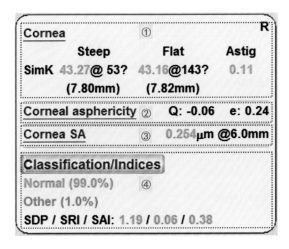

图 2-2-18　角膜屈光信息图

① Cornea：角膜曲率信息和散光值；② Corneal asphericity：角膜非球面指数，分别用 Q 值和 e 值来表示角膜屈光的非球面性，Q<–1 代表双曲线，Q 介于 –1 和 0 之间代表长椭球面，Q=0 代表球面，Q>0 代表扁椭球面，Q=1 代表抛物线，e 则代表了偏心率；③ Conea SA：角膜球差，此处为 6mm 区域内的角膜球差（Zernike 函数中的 C12 值），在屈光性白内障手术中该值用于选择非球面人工晶状体；④ Classification/Indices：角膜分类和角膜因子，表示角膜正常或异常的种类和比率并用几个常用的角膜因子值来表示，绿色表示正常，橙色或红色表示疑似和异常；Normal：正视眼；Astigmatism：散光（大于 0.5D）；Keratoconus suspect：疑似圆锥角膜；Clinical Keratoconus：临床圆锥角膜；Pellucid Marginal Degeneration：角膜边缘变性；Penetrating keratoplasty：穿透角膜移植术；Myopic Refractive Surgery：近视屈光手术；Hyperopic Refractive Surgery：远视屈光手术；Other：其他类别；SDP：角膜屈光力标准差，常用于评估圆锥角膜、角膜移植手术、或损伤的角膜，正常小于 1.19D；SRI：表面规则指数即角膜中央区域不规则指数，常用于评估角膜塑形镜、干眼、泪膜、角膜移植手术或损伤对角膜屈光状态造成的不规则改变，正常小于 0.70 ；SAI：表面不对称指数表示角膜的非球面性，常用于评估圆锥角膜、角膜移植手术、准分子近视手术造成的偏心、角膜塑形镜或角膜创伤等，正常小于 0.54

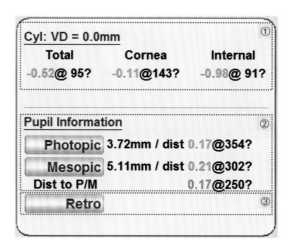

图 2-2-19　角膜屈光信息

①Cyl：散光信息，分别显示整眼、角膜和眼内的散光值和轴向；②Pupil Information：瞳孔信息，分别显示小瞳孔和大瞳孔的瞳孔信息，可以用于表示日间或夜间瞳孔的状况；Photopic：小瞳孔（取决于 Placido 环设置亮度）的瞳孔直径以及瞳孔中心与角膜顶点的极坐标值；Mesopic：大瞳孔（取决于测量环境照度）的瞳孔直径以及瞳孔中心与角膜顶点的极坐标值；Dist to P/M：大瞳孔中心和小瞳孔中心之间的极坐标，这些瞳孔信息常用于屈光性白内障手术的多焦或功能性人工晶状体的选择（不同型号的多焦人工晶状体对最小瞳孔直径的要求不同，但是过小的瞳孔会明显影响多焦人工晶状体的有效视程）以及发现较大的 Kappa 角，避免人工晶状体植入后的偏心；③Retro：后照法影像，通过眼底的反射光照射玻璃体、晶状体得到的影像，在屈光性白内障手术前、手术后可以用来观察晶状体混浊的程度和位置，人工晶状体的光学中心是否接近视轴，Toric 人工晶状体轴向是否正确、前后囊袋的收缩和透彻状况等

以直接选择 CT 模式进行测量。

2）主要数据及其临床意义

① 白内障对视觉质量的影响：白内障手术前适应证筛选最常用的 Overview 总览图，见图 2-2-20。在此显示界面下同时显示了全眼像差图（OPD）、角膜轴向图（Axial）、眼内像差图（Internal OPD）以及中央区域和暗瞳的验光值及差异值、全眼/角膜/眼内的高阶像差值和散光值、角膜球差、明/暗室瞳孔大小及 Kappa 角、角膜因子等。值得注意的是所有的分析结果受分析区域的限制，即分析区域（或瞳孔大小）是对视觉质量考量的前提。

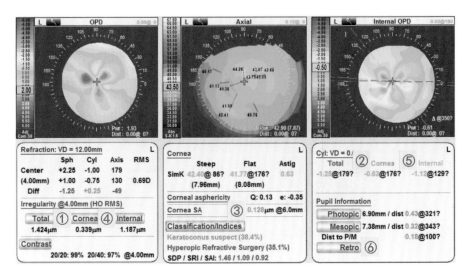

图 2-2-20　Overview 总览图

①角膜上的高阶像差为 0.339μm；②角膜上的散光为 –0.63D，轴向 176°；③角膜上 6mm 区域内的球差为 +0.128μm，角膜上不规则部分和球差在正常范围内但有少量散光，再查看眼内信息；④可见眼内高阶像差为 1.187μm；⑤可见眼内散光为 –1.12D，轴向 129°，眼内 OPD 地形图（Internal OPD）可见需矫正的屈光力分布不均匀，整眼主要的高阶像差和散光来源于晶状体；⑥点击 Retro 按钮，可以查看后照法影像（Retro image），见图 2-2-21，直观地显示晶状体混浊情况

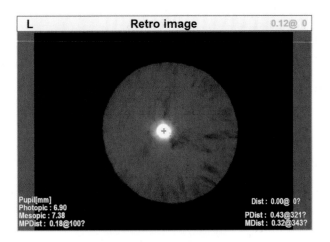

图 2-2-21　后照法影像

晶状体中央呈三叶草状混浊，周边呈放射状混浊，与图 2-3-20 中所显示的眼内 OPD 地形图（Internal OPD）吻合，与眼内高阶像差（1.187μm）增高相对应

选择视觉品质预览图（Optical Quality）中的点扩散函数图（point spread function，PSF）分析可见 PSF 有明显的扩散，扩散的形态也呈三叶草形状，斯特雷尔率（Strehl ratio）很低，为 0.007，见图 2-2-22。

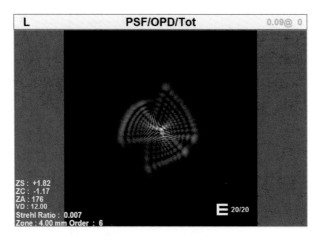

图 2-2-22　点扩散函数图像

点扩散函数（PSF）是一种模拟点光源在经过屈光系统后成像的方式，理想状况成像应表现为一个较亮且聚焦的点为客观模拟，不考虑视网膜感光及之后的视觉通路等主观问题。斯特雷尔率（Strehl Radio）为成像结果和点光源的比值在 1 至 0 的范围内，越接近 1 说明点扩散越小，越接近 0 说明点扩散越明显，通常该值≥0.8 可视为无像差眼。ZS/ZC/ZA 是利用 Zernike 多项式计算出的制定区域内的 S/C/A 值，由于计算包括了高阶像差的影响，故该值接近主观验光结果。WF error 为波前像差值，此处代表的是波前像差的总量。Zone 表示分析的区域，此处是 4mm。Order 表示像差分析的阶数，此处是分析到第 6 阶，最高可分析到第 8 阶。而表头显示的 PSF/OPD/Tot 表示点扩散函数 / 整眼 / 全部像差，即该图体现的是整眼的所有像差影响下的点扩散函数结果。

选择视觉品质预览图（Optical Quality）中的调制传递函数图（modulation transfer function，MTF）可见蓝色曲线（Total）和紫红色曲线（HO）随着空间频率和对比度的增高而降低，而且两条曲线在中高频区很接近。说明该病人对空间频率的分辨力下降特别是中高空间频率的识别下降明显,主要的原因是由高阶像差(high order,HO)引起,见图 2-2-23。

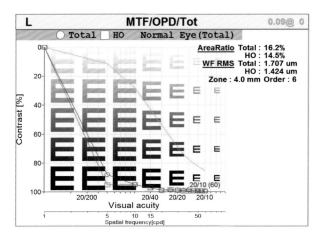

图 2-2-23　调制传递函数图像

调制传递函数客观体现当前屈光状况下对比度和空间频率之间的关系,即病人可在不同对比度下识别的空间频率极限或在不同空间频率识别的对比度极限,该函数仅体现当前屈光状况的成像情况,不考虑视网膜功能或之后的视觉通路产生的影响,是一种客观方式的评估。横坐标为 Visual acuity 可以用 LogMar 标尺显示,同时也有空间频率(Spatial frequency)的对应显示;纵坐标为 Contrast 表示对比度的比例。蓝色曲线表示整眼(Total)的空间频率分辨力情况,该曲线越高表示分辨能力越好;紫红色曲线表示高阶像差(HO)情况下的空间频率分辨能力也是越高越好,越高说明高阶像差小带来的影响小;绿色曲线表示正视眼(Normal)的空间频率分辨力极限作为参考用。可以通过设置按不同区域来显示空间频率的变化曲线。AreaRatio 区域面积率,分别为 Total 和 HO,即为 Total 和 HO 两条曲线下方包含的面积占整个表中面积的比率,越高代表分辨力越强。WF RMS 为波前像差均方根值,包括 Total(整眼)和 HO(高阶)两个部分。Zone 表示分析的区域,Order 表示像差分析的阶数,最高可分析到第 8 阶。

选择视觉品质预览图(Optical Quality)中的视力表模拟图(VA)也出现

重影和光晕,结合前面的各项参数综合分析说明影响其视力主要是高阶像差(HO)造成的,也无法通过配镜等方式改善,符合屈光性白内障手术的手术指征,见图2-2-24。

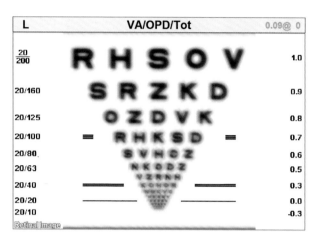

图 2-2-24 视力表模拟图(VA)

视力表模拟图(VA)是分析了波前像差结果后模拟病人所看到的视力表视图,可以用 ETDRS 视力表或风景视力表来显示当前屈光系统成像的状况

② 光程差地形图引导人工晶状体选择流程:眼的光学系统构成中,角膜和晶状体均为重要的组成部分。综合角膜和全眼屈光像差分析,能结合数据库提供强大的角膜分析支持。对于泪膜不稳定问题、角膜高阶像差测量、微小角膜病变、角膜散光的分析都能在术前予以快速提示。可以同时获得角膜高阶像差值(HO)、角膜散光、角膜球差(SA)、Kappa角、明暗室瞳孔大小及瞳孔中心等参考值,便于手术者了解、结合病人的基本检查信息,做出屈光性人工晶状体的个体化选择,见图2-2-25。

a. 角膜高阶像差值:正常人在 0.3μm 以下,如果角膜高阶像差高于正常,提示可能存在被忽略的角膜或泪膜问题,可能在裂隙灯下尚不明显。但是作为屈光间质重要组成部分,角膜光学质量的缺陷可能导致手术后视觉问题的产生,如合并角膜病变、角膜屈光手术后的病人,角膜的高阶像差通

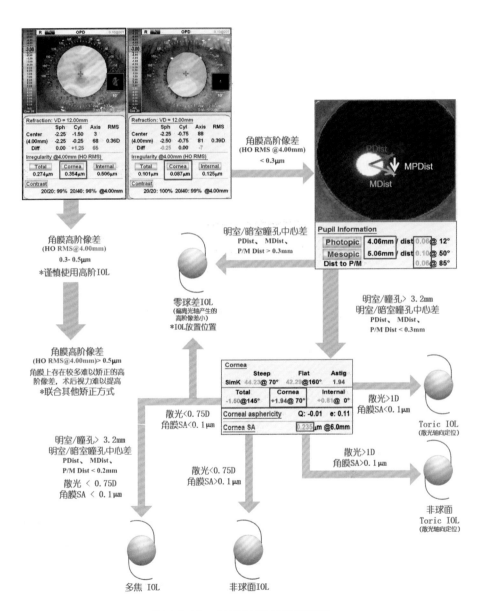

图 2-2-25 人工晶状体选择流程图

常会较正常明显增高。角膜高阶像差异常的病人需要分析高阶像差的组成、对视觉质量的影响、是否可以通过现有方式矫正等,如不能矫正手术后的视觉质量仍将受到高阶像差的影响,故在多焦人工晶状体等的选择上需谨慎。

b. 根据角膜球差选择相应的非球面人工晶状体:手术后中和或保留少量正球差有助于焦深的维持,尽量不过矫产生负球差。如果角膜存在明显规则性散光,散光大于 0.75D 的病人,可选择散光矫正型人工晶状体。

c. 多焦点人工晶状体的选择:角膜高阶像差在正常范围、散光低于 0.75D,病人有远近裸眼视力均提升的需求,可以考虑选择植入多焦点人工晶状体。此外正常人的瞳孔区光轴和视轴差值在 0.3mm 以下,需同时考虑暗室和明室瞳孔的大小以及大 / 小瞳孔中心和视轴间的偏移量。在手术中可根据 OPD 提示的方位,尽量将多焦环和视轴中心对位,有条件者可在手术中导航指引下完成。如果 Kappa 角显著大于正常值,在选择多焦人工晶状体或其他功能性人工晶状体植入时应谨慎。

六、特殊情况的处理原则

(一) 角膜裂伤

角膜裂伤后角膜曲率与伤口的开放程度、部位、大小、治疗方法及时间长短有关。

新鲜角膜裂伤应注意前房及眼球整体状态。角膜裂伤早期,如果导致角膜形态发生明显改变则检查时对焦困难,可能导致角膜曲率检查失败。

如果伤口闭合良好无渗漏且位于周边时,则可能通过角膜地形图仪、自动验光仪、光学生物测量仪等检查了解中央角膜曲率。

如果角膜裂伤合并色素膜嵌顿、闭合不良、渗漏等,或位于中央区则可能无法获得有效数据,可试参考对侧眼的角膜曲率进行分析或者分析在受伤前相关的角膜曲率资料。如果是独眼,角膜曲率值可选择当地同年龄段正常人的角膜曲率值或者 44.0D。

当角膜裂伤愈合并稳定后(一般 3 个月后),角膜曲率测量可采用自动角膜曲率仪而选择角膜地形图仪测量,可更好地了解角膜形态。

需注意的是,角膜裂伤在缝合、拆线、或愈合后,角膜曲率可能发生较大变化。大于 4mm 的角膜裂伤,在 6 个月的愈合期后角膜散光可能才趋于稳定。

(二) 角膜水肿

角膜水肿可由炎性疾病、高眼压、眼部手术或眼外伤等引起。建议寻找角膜水肿的病因,根据病因进行治疗,待角膜水肿消退并稳定后再测量角膜曲率。

在裂隙灯可见的全层角膜水肿条件下,通常不能通过自动验光仪获得可靠的角膜曲率值。即便采用了手动角膜曲率仪或角膜地形图仪进行检查,仍与真实值存在较大差异无法代表角膜水肿消退后的状态。

对于高眼压导致的角膜水肿,可以在药物降眼压或前房穿刺放液后水肿消退时间窗内完成角膜曲率测量。角膜上皮水肿消退后仅有轻度基质水肿或后弹力层褶皱时,相对容易获得前表面角膜曲率测量值。

在测量完成后,建议比对参考对侧眼的角膜曲率值进行评估。

(三) 翼状胬肉

翼状胬肉引起角膜形态改变主要与其侵入角膜的长度、宽度、面积等有关,导致角膜散光增加,角膜地形图不规则指数增加等表现。翼状胬肉影响角膜曲率测量的病人,原则上应先进行手术治疗,1~3 个月后再进行角膜曲率的测量。

头部侵入角膜缘但未进入角膜中央区的翼状胬肉仍可通过自动角膜曲率仪或光学生物测量仪获得角膜曲率,但建议双眼进行比较以确认可信度。

对于已近瞳孔缘的翼状胬肉,建议翼状胬肉切除手术后至少 1 个月再行白内障手术前的角膜曲率测量。从屈光性白内障手术的角度不建议在白内障手术同时联合胬肉手术,因为胬肉切除后角膜曲率的变化个体差异大,存在较大不确定性,导致预期术后屈光状态漂移。

既往胬肉术后瘢痕影响角膜曲率测量者,处理同角膜斑翳者。

(四) 角膜云翳 / 斑翳

轻度的角膜云翳 / 斑翳,如果不在角膜中央 3mm 区域,通常不影响自动角膜曲率仪和光学生物测量仪的测量结果。

角膜中央区域的斑翳建议使用角膜地形图测量。在角膜地形图中,相应病变区域会呈现不规则散光的变化。

如果在角膜中央区域有明显的斑翳而无法获得测量值或怀疑不准确时,可手动选择角膜地形图上相对透明区域的角膜曲率值进行分析以做参考,或比对参考对侧眼数据。

(五) 角膜屈光手术后

角膜屈光术后角膜曲率测量的误差是导致白内障术后屈光误差的主要原因。

放射状角膜切开术(RK)使周边的角膜变陡峭,角膜中央的曲率半径降低减少角膜屈光力。如果使用角膜曲率仪或角膜地形图测量角膜 3~4mm 范围的曲率半径,可能会导致测量值高于中央光学区实际值。对于 RK 手术后病人正确获得中央光学区的角膜曲率至关重要,建议参考角膜地形图测量结果。在角膜地形图上选择瞳孔区多点位的读数与光学测量或角膜曲率仪获得的数值进行比对。有些设备可以根据需要选择光轴中心不同直径区域的角膜曲率值并实时比对角膜光学区形态、瞳孔相对位置和直径、Kappa角等以减小误差。

准分子激光原位角膜切削术(laser assisted in situ keratomileusis, LASIK)切削的角膜中央光学区直径通常大于 5mm。由于角膜前表面发生明显的形态学变化而角膜后表面的形态基本保持不变,两者的比例关系发生了变化。特别注意的是角膜激光手术后的曲率测量值通常都在 40D 以下,越低的角膜曲率测得值误差可能越大。建议同时测量角膜的前、后表面曲率并选择特定的人工晶状体屈光度数计算公式以减少白内障术后的屈光误差。

七、临床应用

病例 1 病人女性,55岁,单眼近视,两眼屈光参差。左眼近视加重半年,视力 OD:1.0/OS:0.04(-10.0D 0.25),裂隙灯检查晶状体呈皮质及后囊膜混浊。

角膜地形图检查总览图（Overview）中左侧的整眼屈光信息可见,瞳孔区呈近视（Sph –9.00D）、眼内高阶像差增高（Internal 0.707μm）、中间轴向地形图（Axial）可见角膜形态良好;右侧眼内 OPD 地形图（Internal OPD）可见瞳孔中央区域有明显的屈光力变化,眼内散光为 –0.62D,说明该病人主要的高阶像差和视力问题来源于晶状体,角膜形态正常,没有做过角膜屈光手术,符合屈光性白内障手术的指征,见图 2-2-26。

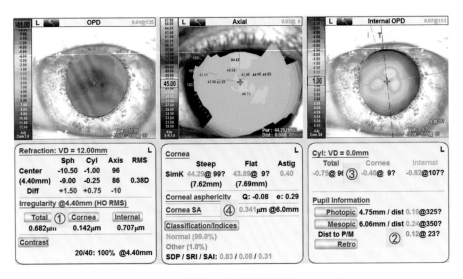

图 2-2-26　病例 1 手术前总览图（Overview）

在图 2-2-26 上还可见:①角膜高阶像差正常（Cornea 0.142μm）;②明/暗室瞳孔中心和视轴中心较吻合（偏移量分别为 0.16mm 和 0.24mm）,明/暗室瞳孔中心之间的偏移量也较小（0.12mm）,说明病人在明/暗环境下瞳孔中心以及视轴中心都很接近,自然状态下明/暗室瞳孔大小也正常（分别为 4.75mm 和 6.06mm）;③角膜上的散光小（–0.40D）;④角膜 6mm 区域球差 SA 为 +0.341μm。根据人工晶状体个体化选择流程角膜高阶像差小于 0.3μm,Kappa 角小于 0.3mm,角膜散光小于 0.75D,角膜球差为 +0.341μm,手术选择负球差人工晶状体（–0.27μm）予以中和角膜球差。

可通过视觉品质预览图（Optical Quality）中各图及数值评估术后的视觉

质量,从后照法影像(Retro image)可见手术前瞳孔中央区域有较多点状混浊,手术后瞳孔区域透彻,见图 2-2-27。

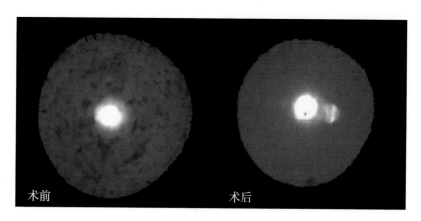

术前　　　　　　　术后

图 2-2-27　术前/术后的后照法影像

通过点扩散函数图(PSF)可见点光源扩散范围较小,调制传递函数图(MTF)可见 Total 蓝色曲线和 HO 紫色曲线均较接近 Normal 绿色曲线。说明手术后空间频率分辨力较好,整眼高阶像差 WF RMS(HO)为 0.322μm,较手术前大大降低。Zernike 函数图上可见整眼 4.4mm 区域内球差接近 0(T.Sph 为 0.001),说明角膜和非球面人工晶状体上的球差相互抵消,视力表模拟图(VA)上视标清晰,边缘锐利无发散,说明术后视觉品质得到明显改善和提高,见图 2-2-28。

病例 2　病人男性,67 岁,常规白内障手术前角膜地形图检查。

总览图(Overview)中左侧的整眼屈光信息可见,瞳孔区呈近视(Sph −8.00D),眼内高阶像差增高(Internal 0.655μm),中间轴向地形图(Axial)可见角膜形态良好,有 −1.00D 散光;右侧眼内 OPD 地形图(Internal OPD)可见瞳孔中央区域有明显的不规则屈光力变化,眼内散光为 −0.75D,说明该病人主要的高阶像差来源于晶状体;角膜形态正常,没有做过角膜屈光手术,符合屈光性白内障手术的指征,见图 2-2-29。

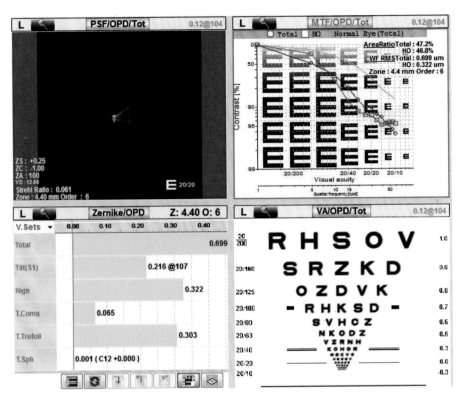

图 2-2-28　病例 1 手术后 PSF/MTF/Zernike/VA 图

　　手术后通过视觉品质预览图（Optical Quality）中可见，点扩散函数图（PSF）上点光源扩散范围较小，调制传递函数图（MTF）可见 Total 蓝色曲线和 HO 紫色曲线均较接近 Normal 绿色曲线，说明术后空间频率分辨力较好，整眼高阶像差 WF RMS（HO）为 0.270μm，较术前大大降低。Zernike 函数图上可见整眼 3.99mm 区域内球差接近 0（T.Sph 为 0.072），视力表模拟图（VA）上视标清晰，边缘锐利无发散，角膜上散光为 −0.33D，说明术后视觉品质得到明显改善和提高，见图 2-2-30。

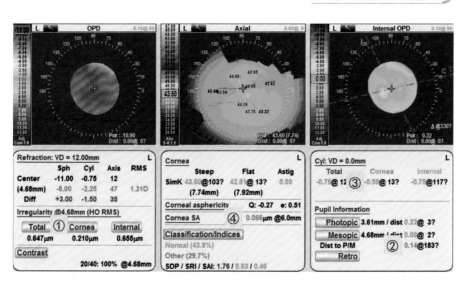

图 2-2-29 病例 2 手术前总览图

①角膜高阶像差正常（Cornea 0.210μm）；②明 / 暗室瞳孔中心和视轴中心较吻合（偏移量分别为 0.22mm 和 0.08mm），明 / 暗室瞳孔中心之间的偏移量也较小（0.14mm），说明病人在明 / 暗环境下瞳孔中心以及视轴中心都很接近，自然状态下明 / 暗室瞳孔大小也正常（分别为 3.61mm 和 4.68mm）；③角膜上有明显散光（-0.99D）；④角膜 6mm 区域球差 SA 为 +0.066μm，正常人群角膜平均球差约为 0.17μm，考虑到角膜球差值接近于零，角膜散光可以利用角膜缘切口抵消一部分，因此在人工晶状体的个体化选择中，根据实测角膜球差选择人工晶状体更为合理，手术选择了零球差人工晶状体

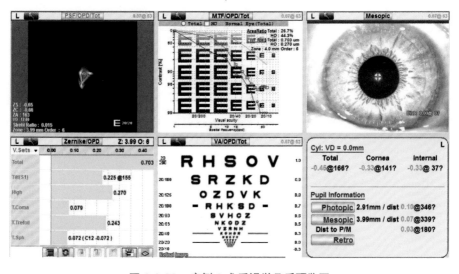

图 2-2-30 病例 2 术后视觉品质预览图

病例 3　病人女性,43 岁,IT 行业工作者,右眼视力 1.2,左眼单眼白内障,最佳矫正视力(BCVA)0.2。

手术前角膜地形图总览图可见:①角膜高阶像差正常(Cornea 0.127μm);②明/暗室瞳孔中心和视轴中心较吻合(偏移量分别为 0.14mm 和 0.14mm),明/暗室瞳孔中心之间的偏移量也较小(0.09mm),说明病人在明/暗环境下瞳孔中心以及视轴中心都很接近,自然状态下明/暗室瞳孔大小也正常(分别为 3.26mm 和 5.99mm);③角膜上散光小(−0.28D),角膜形态规则;④角膜 6mm 区域球差 SA 为 +0.339μm,明/暗室瞳孔下光轴和视轴差值均在 0.3mm 以下,符合多焦点人工晶状体选择的标准。病人有远近裸眼视力均提升的需求,可以考虑多焦点或新型功能性人工晶状体的植入。考虑到患眼角膜球差 SA 为 0.33 且有夜间驾车需求,中距离工作要求高,选择了负球差连续视程人工晶状体。在手术过程中,可根据 OPD 提示的方位将人工晶状体衍射环和视轴中心对位,见图 2-2-31。

从后照法影像(Retro image)可见手术后多焦人工晶状体光学中心对位良好,基本与视轴吻合,衍射环清晰可见,见图 2-2-32。

手术后通过视觉品质预览图(Optical Quality)中可见,点扩散函数图

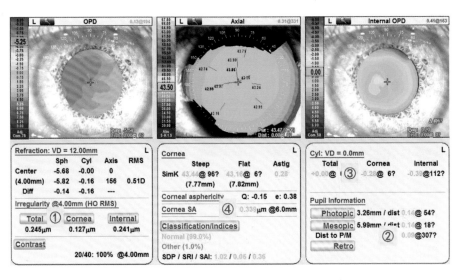

图 2-2-31　病例 3 手术前总览图(Overview)

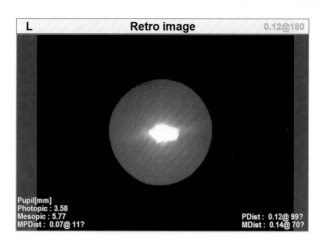

图 2-2-32　病例 3 手术后后照法影像

（PSF）上点光源扩散范围较小，调制传递函数图（MTF）可见 Total 蓝色曲线和 HO 紫色曲线较接近 Normal 绿色曲线，说明手术后空间频率分辨力较好；整眼高阶像差 WF RMS（HO）为 0.179μm，较手术前降低，Zernike 函数图上可见整眼 4mm 区域内球差接近 0（T.Sph 为 0.032），视力表模拟图（VA）上视标清晰，边缘锐利无发散，说明手术后视觉品质得到明显改善和提高，见图 2-2-33。

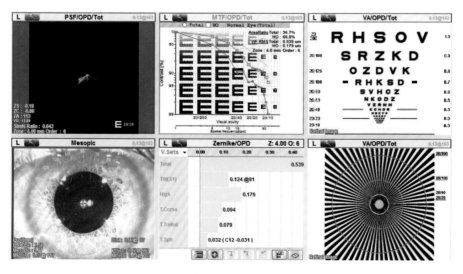

图 2-2-33　病例 3 术后视觉品质预览图

手术后患眼裸眼远视力 1.2,中距离视力 1.0,近视力 0.6,电脑工作无困难。双眼协同无不适,病人满意。

病例 4 病人,男性,55 岁。

白内障手术前 OPD 检查见角膜地形图 K1:43.55,K2:41.62 呈对称领结形态。手术植入散光矫正型眼内人工晶状体,手术后 1 周复查电脑验光,OPD 见角膜散光仍同手术前,被眼内人工晶状体的散光抵消,见图 2-2-34、图 2-2-35。

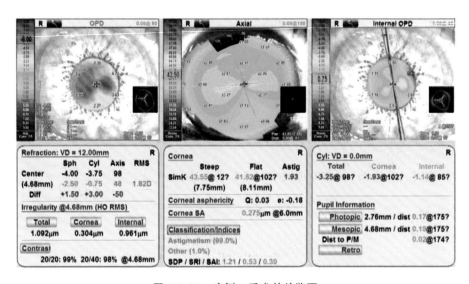

图 2-2-34　病例 4 手术前总览图

Toric 人工晶状体轴位偏差或离轴的旋转会降低散光度数矫正的效果,每 1° 的旋转会导致 3.3% 的晶状体柱镜度数的丢失,偏离 10° 将丢失 35% 的效果;30° 及以上的旋转会使得散光矫正无意义甚至导致更大的散光或难以用配镜方式解决的视觉问题。国内外大样本研究统计表明,大部分 Toric 人工晶状体旋转误差在 5° 以内可以达到 90% 的散光矫正效果。

裂隙灯标记法会受到和角膜地形图测量时头位摆放不一致、坐位和卧位眼球外旋、裂隙长度不够等因素带来的轴位标记误差。手术导航系统也可能会受到反光、瞳孔收缩等因素的影响。使用 Toric 定位功能(Toric IOL

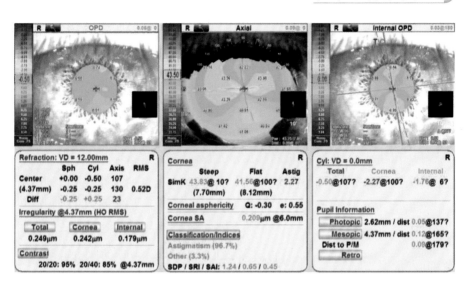

图 2-2-35　病例 4 手术后总览图

Summary）可以方便准确地对角膜散光轴向做标记，在手术中准确地将 Toric
人工晶状体对位，见图 2-2-36。手术前在角巩膜缘上使用专用黑色标记笔做
一处标记后（也可用角巩膜缘上的血管等标识物代替），在 Toric 定位预览图
上（Toric IOL Summary）将绿色线对准标记或标识物得到与角膜散光平轴的
夹角，在手术中利用刻度盘在角膜上做平轴位置的标记，植入 Toric 人工晶

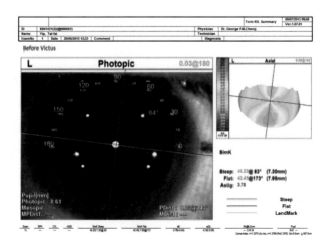

图 2-2-36　Toric 定位预览图

状体后调整人工晶状体的角度,使得人工晶状体的标识位与角膜上平轴的标记重合,见图 2-2-36。

此外还需要考虑 SIA(手术源性散光)对手术效果的影响,可以登录 Toric 厂商官方在线网站输入测量数据(角膜 K1、K2 值及其轴位、人工晶状体球镜度数、切口位置和 SIA,不同手术者的 SIA 不同,一般在 0.3~0.5D 之间),得出该型号 Toric 人工晶状体的等效球镜度数、放置轴向等信息,按该轴向和 OPD 测量得到的轴向之间的差值,在角膜上做标记时进行相应的调整。

病例 5 病人男性,71 岁,手术前视力 0.5,植入零球差人工晶状体,手术顺利。

手术后 1 天、1 周、1 个月视力均为 1.0,裂隙灯检查无异常。手术后第 8 周病人自觉视野遮挡、视力下降 3 天后就诊。检查见囊袋口不均匀增生收缩,前囊口开口直径约 2.5mm,小于自然瞳孔直径。散瞳后见人工晶状体囊袋内轻度变形,下部光学面前抬。予 YAG 激光前囊口多点切开即可自觉症状好转,1 周后复查瞳孔区清晰。

通过视觉品质预览图(Optical Quality)中可见,4mm 分析区域内点扩散函数图(PSF)上点光源扩散明显并有发散;调制传递函数图(MTF)可见 Total 蓝色曲线和 HO 紫色曲线都较低,下方面积少,两条曲线之间较接近,说明空间频率分辨力下降;主要问题是高阶像差(HO)引起,整眼高阶像差 WF RMS(HO)为 0.974μm;Zernike 函数图上倾斜指数(Tilt)为 0.471@213,三叶草像差(Trefoil)异常增高,为 0.849μm,视力表模拟图(VA)上视标有重影,边缘模糊发散,瞳孔影像图(Mesopic)上看视轴和瞳孔中心偏移大,可见增生收缩的囊袋遮挡,说明手术后视觉品质下降明显,和病人主诉一致,见图 2-2-37。

总览图(Overview)显示眼内像差(Internal)异常增高为 2.282μm、眼内散光大,为 −1.88D。进一步分析 Zenike 函数图,左侧为整眼(OPD)分析结果,右侧为眼内(Int)分析结果,从倾斜指数(Tilt)、高阶像差(High)和三叶草像差(Trefoil)的值来看,可见整眼的高阶相差等主要由眼内产生,晶状体存在移位和倾斜,见图 2-2-38。

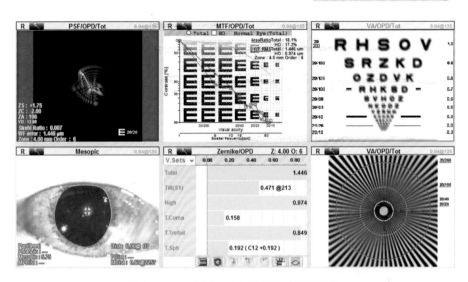

图 2-2-37　病例 5 手术后视觉品质预览图

图 2-2-38　病例 5 Zenike 函数图

后照法影像（Retro image）可见明显的前囊窄缩、人工晶状体移位明显、和 Zernike 函数图一致，判断眼内像差的来源是后发障或囊口不对称收缩，见图 2-2-39。

其他常见的人工晶状体眼视觉质量下降问题，可以因为人工晶状体旋转、偏位或倾斜，后囊混浊等导致，即便在视力下降不严重、屈光漂移不明显时，仍可由 OPD 检查中早期发现提示进一步随访，见图 2-2-40。

对于人工晶状体植入手术后的病例，通过眼内像差的分析和后照影像对比提供敏感、快速、便捷、直观准确的分析信息；为后发性白内障、囊袋缩

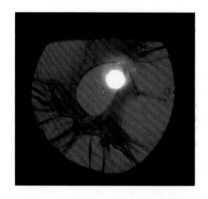

图 2-2-39 病例 5 手术后后照法影像

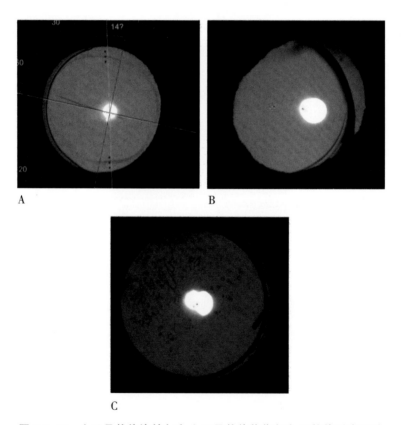

图 2-2-40 人工晶状体旋转（A）、人工晶状体偏位（B）、晶状体后囊混浊（C）图像

窄不对称收缩、人工晶状体的旋转、移位、变形等引起的视觉质量下降的早期干预处理时机和方法提供参考,避免中晚期严重并发症的出现。

　　病例 6　病人男性,76 岁,右眼散光矫正型人工晶状体植入术后 10 个月,常规复查。裸眼远视力 OD:1.0,自然瞳孔约 3mm,裂隙灯检查见瞳孔区后囊膜细微皱褶。对该病人进行散瞳检查,人工晶状体居中袋内,上方囊袋边缘少量纤维化。

　　角膜地形图散瞳测量,并选择中央 4mm 区域进行分析,总览图(Overview)可见:①角膜高阶像差为 0.157μm,眼内高阶像差为 0.184μm,整眼高阶像差为 0.192μm,轻微后囊皱褶未引起眼内高阶像差的明显变化,对视觉质量影响不大;②角膜散光为 –2.06D,轴向 97°,但整眼散光仅 –0.50D,轴向 90°,Toric 人工晶状体起到了中和矫正角膜散光的作用,轴向差值为 5°;③角膜球差为 –0.011μm,几乎为 0,见图 2-2-41。

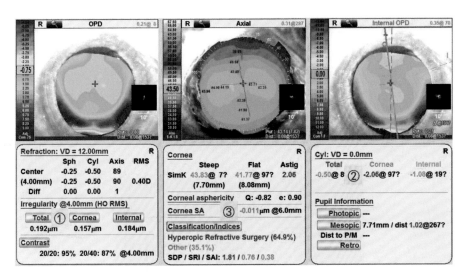

图 2-2-41　病例 6 手术后总览图

　　从视觉品质预览图(Optical Quality)上来看,点扩散函数无明显不对称拖影,MTF 面积较理想,Total 蓝色曲线较高,说明空间频率分辨力良好;HO 紫红色曲线较接近 Normal 绿色曲线,说明高阶像差影响小;总像差为 0.574μm 和眼内高阶像差值为 0.192μm,视力表模拟图(VA)上视标清晰,边

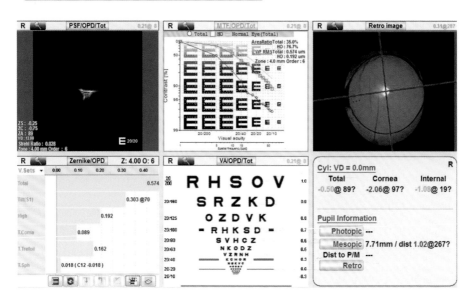

图 2-2-42 病例 6 手术后视觉品质预览图

缘锐利无发散,见图 2-2-42。

后照法影像(Retro image)上叠加拟合角膜散光陡峭和水平十字轴图像可见,该病人 Toric 人工晶状体的光学中心和视轴中心吻合,人工晶状体指示标记点轴向和角膜地形图陡峭轴吻合,整眼的散光基本校正,高阶像差小,病人手术后视力满意,见图 2-2-43。

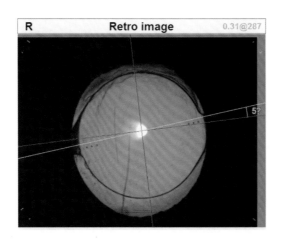

图 2-2-43 病例 6 手术后后照法影像

病例7　病人男性,66 岁,双眼皮质型白内障,手术前视力 OD: 0.12（BCVA0.5）,眼底检查无异常,眼轴长 27.82mm。

病人右眼自然瞳孔直径约 3.24mm,自然瞳孔条件下角膜地形图及后照法影像（Retro image）上直观地发现大瞳孔中心（湖蓝色小十字）和视轴中心（白色亮点处大十字）存在较明显的偏移,偏移量为 0.36mm。在普通裂隙灯和术前检查中,较难发现大 Kappa 角的存在。

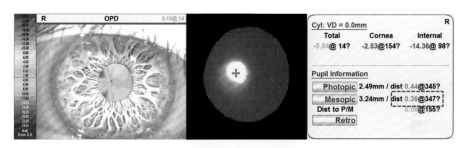

图 2-2-44　病例 7 角膜地形图、后照法影像、瞳孔信息表

从总览图（Overview）还可以得到病人在明 / 暗室的瞳孔大小、瞳孔形态是否正圆、瞳孔反射的灵敏性、瞳孔中心位置以及和视轴中心的距离,也就是明 / 暗室的 Kappa 角。患眼视轴不在瞳孔中心,明 / 暗瞳孔下位差均大于 0.3。在屈光性白内障手术中瞳孔相关特征对人工晶状体和目标屈光的选择都具有参考意义。对于该类过大 Kappa 角病人,可能同时存在注视性质异常。选择多环设计或区域折射等多焦点人工晶状体时需谨慎,瞳孔中心对位还是光学中心的对位可能产生不同的视觉结果。部分多焦人工晶状体手术后不明原因的视力不理想或视觉症状可能与此有关。该类病人在植入人工晶状体时需要谨慎考虑视轴中心和人工晶状体中心的对位。

病例8　病人女性,52 岁,双眼准分子术后 10 年,近视回退半年。视力 OD:0.2（-5.0D BCVA1.0）/OS: 0.08（-10D,BCVA0.2）,眼压:双眼 10mmHg,眼底 OCT 检查无异常。

角膜地形图手术前总览图（Overview）可见:①在暗室瞳孔（Mesopic）为 5.61mm 内的角膜高阶像差（Cornea）高达 0.850μm;②明 / 暗室瞳孔中心和

视轴中心吻合度尚可(偏移量分别为 00.31mm 和 0.28mm),明 / 暗室瞳孔中心之间的偏移量较小(0.05mm);③角膜上的散光小(−0.30D);④角膜 6mm 区域球差 SA 为 +0.904μm;⑤轴向地形图(Axial)可见切削中心稍偏鼻侧。准分子手术后病人的角膜球差较正常人(0.27μm 左右)显著增高,加上切削区的影响,在人工晶状体植入手术后容易出现眩光重影等视觉症状。对于近视屈光术后的病人选择负球差人工晶状体植入后,可以减少相应症状的程度,见图 2-2-45。

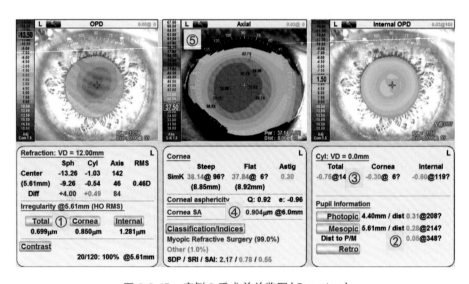

图 2-2-45 病例 8 手术前总览图(Overview)

轴向地形图(Axial)和角膜导航功能(Classification/Indices)可以自动拟合角膜地形图和 OPD 地形图(OPD)等信息进行计算并给出角膜异常的可能诊断,以红色字体显示。如近视屈光手术(Myopic Refractive Surgery)、临床圆锥角膜(Clinical Keratoconus)等常见特殊角膜。在角膜屈光力、角膜球差,角膜因子等超出正常范围值时,会以橙色或红色显示,提示医师再次结合病史和地形图分析。

病例 9 病人女性,50 岁放射状角膜切开手术后。

轴向地形图(Axial)给出 SimK 值为 36.10/34.69,但是进一步分析选择 3mm 时角膜平均屈光力(APP)为 32.35D,SD 为 1.01;5mm 时为 33.28D,SD

为1.90,角膜平均屈光力(APP)在不同区域内差异较大,标准偏差值(SD)也较大,提示有大量不规则部分存在。对于该病人是由于切削偏中心和小的中央岛造成,见图2-2-46。在人工晶状体计算时应选择中央瞳孔区(或视轴区)角膜曲率,减少误差。

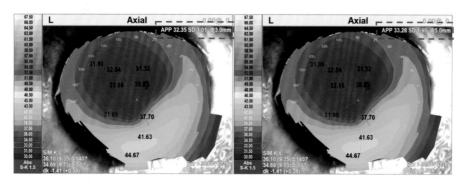

图2-2-46 病例9轴向地形图

在特殊病人的角膜曲率分析中,OPD的轴向地形图(Axial)分析除了给出常规平均角膜曲率外,也可以自定义选择不同直径区域内的平均角膜屈光力(APP)。

病例10 病人男性,43岁,左眼进行性近视加重1年。裸眼视力0.05,戴镜 −8.0D 矫正至0.1。外院发现角膜云翳、晶状体皮质轻度混浊,诊断白内障、双眼屈光参差,拟行屈光性晶状体置换手术散光矫正型人工晶状体植入治疗。

该病人角膜透明度低于正常,不匀线片状混浊区,电脑验光提示散光较大。对病人常规OPD检查由总览图(Overview)上可见:①轴向地形图(Axial)可见下半部有大面积明显的高曲率区,中央3mm区域和6mm区域屈光力差异大;②角膜散光异常大,为圆锥角膜;③角膜导航功能(Classification/Indices)也提示为临床圆锥角膜(Clinical Keratoconus)的概率为99%,见图2-2-47,转至角膜科诊治。

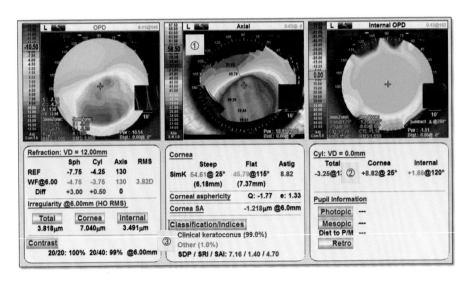

图 2-2-47　病例 10 角膜地形图总览图

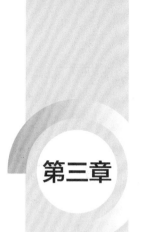

第三章　人工晶状体屈光度的计算

第一节　人工晶状体计算公式的历史回顾

最原始人工晶状体度数是根据自然晶状体屈光度数估算得到,一般默认人工晶状体度数为 18.00D 或 19.00D。而经验性估算是在原有屈光度数基础上再加 19.00D,但是经常出现意外屈光度(5%>5.00D),术后 1.0 视力仅为偶然事件。

随着 A 型超声的出现以及人们对人工晶状体度数的理论计算,第一代人工晶状体度数计算公式慢慢成形。根据 Gullstrand 简化模型眼为基础推导,1967 年 Fyodorov 和 Kolonko 推出了第一代 Fyodorov 理论公式。随后在 1972 年 Colenbrander 公式、1975 年 Binkhorst 公式、1981 年 Hoffer 公式等相继被发表。

由 Sanders、Retzlaff 和 Kraff 三人共同研究的第二代计算公式 SRK 回归公式在 1980 年发表。由于公式简单便于计算,因此在全球范围内一度被公认为人工晶状体度数计算公式标准。无论是第一代理论公式还是 SRK 公式,都仅仅用一个常数来预测每个人工晶状体的位置。在 1982 年 Hoffer 根据眼轴长度与 PMMA 材质人工晶状体的位置关系推导出简易的预测前房深度(anterior chamber depth,ACD)的公式并将自己的 Hoffer 公式更新升级,随后 SRK 以及 Binkhorst 将此应用于自己的公式中,优化为 SRK Ⅱ 公式与 Binkhorst Ⅱ,SRK Ⅱ公式再度成为临床上应用最广泛的人工晶状体度数计算公式。但目前认为根据回归公式理论的 SRK Ⅱ公式已经过于落后而不再被推荐使用。

1988 年 Holladay 认为最陡峭角膜与人工晶状体的位置有关,并将眼轴长度关系整合到改良的 Binkhorst 公式中并提出了 Holladay 公式。公式中 Holladay 又提出了 SF 因子(surgeon factor),不同的人工晶状体有各自的 SF 因子,而 SF 因子又可以根据术后屈光误差、植入的人工晶状体度数、眼轴长度以及角膜曲率而优化,这是第三代计算公式 Holladay。

1990 年 Retzlaff 模仿并整合 Holladay 公式并用 A 常数代替其中的 SF 因子,提出了 SRK T 公式。1992 年,Hoffer 用角膜的正切函数达到了与 Holladay 公式相似的效果因而提出了 Q 公式。他又将 Q 公式整合到 1981 年发布的 Hoffer 公式里变成第三代计算公式 Hoffer Q 公式,常数为 pACD (personalized ACD),与 Holladay 公式的 SF 因子一样可以被回归计算优化。以上三个公式都将有效晶状体位置(effective lens position,ELP)纳入人工晶状体度数的计算条件,依靠眼轴长度和角膜曲率两个变量评估 ELP。

1990 年 Olsen 提出了使用其他的眼前段测量(术前前房深度)能更好地预测手术后的前房深度。这个理论提出后论证了在短眼轴范围内(眼轴长度 <22mm)Holladay 公式准确性低于 Hoffer Q 公式。Holladay 在原公式基础上受到 Olsen 的理论影响,利用手术前前房深度、角膜直径、晶状体厚度、手术前屈光误差以及病人年龄共 5 个条件计算出 ESF(estimated scaling factor)因子,将 ESF 因子乘以人工晶状体特定的 ACD 得到 Holladay 公式中的 ELP 值。这是第四代计算公式 Holladay Ⅱ公式,但仅在 1996 年公布,并没有公开发表。

在 1999 年,Wolfgang Haigis 基于眼球特征提出用三个常数来预测 ELP,命名为 Haigis 公式。公式运用 Olsen 的手术前前房深度测量理念代替原来的角膜曲率,通过以下公式预测术后 ELP。

$$ELP = a_0 + (a_1 \times ACD) + (a_2 \times AL)$$

ELP 为预测术后晶状体有效位置，a_0 为人工晶状体特定常数，a_1 为手术前前房深度影响的人工晶状体特定常数，a_2 为手术前眼轴长度影响的人工晶状体特定常数。三个常数均可以将手术后资料反馈，个性化提高计算结果的精确性。通常公式中默认的 a_1、a_2 常数为 0.4 以及 0.1。

随着人工智能的发展以及光学技术在眼科学中的发展更新，第五代计算公式顺势诞生，包括 Hill-RBF（Hill-radial basis function）、Barrett 以及 Olsen 计算公式。第五代计算公式与之前计算公式的建立原理完全不一样，Barrett 以及 Olsen 公式均以 Olsen 的"厚晶状体"理念为公式基础原理，Barrett 公式利用近轴光线追迹法测量；Olsen 公式则是利用光线追迹法参考多个不同的变量计算；Hill-RBF 计算公式是一个完全由人工智能衍生的产物，可以通过不断的自我学习以及扩充自己的大数据容量使人工晶状体度数的计算更加准确、适用范围越来越广泛。国外的许多研究已经指出第五代计算公式有明显优势，在全眼轴长内使用平行光相干干涉（partial coherence interferometry PCI）光学测量法测量的眼球轴长所得人工晶状体屈光度计算结果 Barrett 公式的表现最佳；使用低相干光干涉（optical low-coherence interferometry OLCR）光学测量法测量的眼球轴长所得人工晶状体屈光度计算结果 Olsen 公式的表现最佳。

第二节　常用人工晶状体计算公式及特点

【共识原文】

人工晶状体屈光度计算公式的选择与白内障术后屈光度的准确性密切相关。不同时期的人工晶状体计算公式的差异在于评估手术后有效人工晶状体位置（effective lens position，ELP）方法的区别。

1. 第一代人工晶状体度数计算公式　属于理论公式，根据 Gullstrand 简化眼模型推导出的公式，包括 Fyodorov、Hoffer、Binkhorst 等公式。

2. 第二代人工晶状体度数计算公式　属于回归公式，包括 SRK 以及根据眼轴长度优化后的 SRK-Ⅱ公式。

3. 第三代人工晶状体度数计算公式　属于理论公式与回归公式的结合,包括 SRK-T、Hoffer Q、Holladay Ⅰ公式。这一代公式引入了眼轴长度与角膜曲率两个变量来评估 ELP,在正常眼轴中手术后屈光度距离目标屈光度的准确性较高。但在短眼轴或者长眼轴病例,部分公式计算的结果距离目标屈光度有偏差。

4. 第四代人工晶状体度数计算公式　包括 Haigis、Holladay Ⅱ、Olsen 等公式。这一代人工晶状体计算公式引入了更多参数来评估 ELP,如前房深度(anterior chamber depth,ACD)、晶状体厚度、角膜直径等参数,对于手术后 ELP 的评估更加准确。但在异常眼轴或者异常曲率时,部分公式计算的结果距离目标屈光度仍有偏差。

5. 新一代人工晶状体度数计算公式或计算方法　包括 Barrett 公式以及基于人工智能技术的 Hill-RBF 计算方法。Barrett 公式在不同眼轴、不同曲率时计算结果与目标屈光度的一致性更高。

【共识解读】

1. SRK Ⅱ公式　SRK Ⅱ公式因为计算简单、方便记忆,在正常眼轴内计算误差相对较小,曾一度成为应用最广泛的计算公式。它在 SRK 公式的基础上,通过不同眼轴长度而调整计算公式中的 A 常数使得计算的人工晶状体度数更加准确。公式如下:

$$P=A-2.5AL-0.9K$$

其中,P 为人工晶状体度数,A 为人工晶状体 A 常数,AL 为眼轴长度,K 为平均角膜曲率($AL<20mm$:A+3;$20mm \leqslant AL<21mm$:A+2;$21mm \leqslant AL<22mm$:A+1;$22mm \leqslant AL<24.5mm$:A+0;$AL \geqslant 24.5mm$:A-0.5)。

从公式可以得出,SRK Ⅱ公式中的变量只有眼轴长度和角膜曲率,即只需要测出病人的眼轴长度以及角膜曲率,在确定人工晶状体 A 常数后即可代入公式中计算出相应的度数。SRK Ⅱ公式算法简单方便快捷,但是精确度却不尽如人意,现在国际上已经不再推荐使用 SRK Ⅱ公式,因此只用于一些条件受到限制的白内障复明手术中的计算。

2. SRK T 公式　SRK T 公式是在 SRK Ⅱ 公式的线性回归公式基础上加入了 Fyodorov 公式的原理并进行修正,优化了术后前房深度、视网膜厚度以及角膜屈光指数,因此计算公式复杂,一般使用眼科生物测量仪或者 A、B 型超声波仪器中附带的计算器进行计算。公式相比前一代有了变化,计算的主要变量仍然只考虑眼轴长度和角膜曲率,常数仍然是 A 常数,虽然考虑了前房深度,但也仅是通过 A 常数计算得出的恒定数值,并不是根据手术前病人 ACD 预测手术后 ELP。SRK T 公式比较依赖角膜曲率,当角膜曲率偏离正常时,SRK T 不再适用。

术后 ACD 的预测公式:

$$pACD = r_c - \sqrt{r_c^2 - D^2/4} + 0.624A - 68.747 - 3.336$$
$$D = 5.41 - 0.58412 \times AL_{cor} + 33.075/r$$

$$AL_{cor} = AL + Ret$$

其中,r 为角膜曲率半径,D 为角膜直径,A 为常数,AL_{cor} 为修正眼轴长度。AL 为超声测量眼轴长度,Ret 为视网膜厚度,恒定的前房深度值可以通过 A 常数进行计算,为 0.624A–68.747,前房深度的补偿值用恒定的前房深度值减 3.336 得到。

视网膜厚度修正:

$$Ret = 0.65696 - (0.2029 \times AL)$$

3. Holladay 公式　Holladay 公式基于薄透镜的原理、Fyodorov 公式的原理并进行修正,所需参数均有眼轴长度和角膜曲率。Holladay 公式采用个体化手术参数,用每个人工晶状体的 SF 值(surgeon factor,SF)计算 ELP。

$$SF = 0.5663 \times A - 65.6$$

其中,A 为常数。这些值均可以通过计算相互转换。

用眼轴长度和角膜曲率更加精准地预测手术后前房深度和人工晶状体的有效位置(ELP)。

$$ELP = aACD + SF$$

$aACD$ 是解剖前房深度,即角膜顶点至人工晶状体眼虹膜平面的距离。

SF 即是 Holladay 公式的手术参数,为虹膜平面到人工晶状体光学中心之间的距离。

$$aACD=0.56+R\left[R^2-\left(\frac{1}{4}\right)(AG)^2\right]^2$$

$$AG=AL \times 12.5 \times \frac{1}{23.45}$$

当 AG>13.5mm,则 AG=13.5mm。其中,角膜厚度是 0.56mm,R 为角膜曲率半径,AG 为前房直径,A 为常数,AL 为超声眼轴长度。公式中引入 SF 值可以解决公式中不确定因素,SF 值与术后角膜屈光度、眼轴长度、植入眼内人工晶状体的度数、术后屈光度、人工晶状体制造商和所用检查设备等有关。SF 值与 $aACD$ 接近 1∶1 关系,1mm 的 $aACD$ 测量误差手术后将产生 1.5D 屈光误差。

4. Hoffer Q 公式 Hoffer Q 公式是基于 Hoffer 公式对前房深度进行个体化修正。

$$ACD = pACD +0.3 \times (AL-23.5)+(\tan K)^2+\{0.1\mathrm{M} \times$$
$$(23.5-AL)^2 \times \tan\left[0.1(G-AL)^2\right]\}-0.99166$$

其中,$pACD$ 表示个体化 ACD;AL 为超声眼球轴长;K 为角膜曲率;如果 $AL \leqslant 23$,M=+1,G=28;如果 AL>23, M=−1,G=23.5。当 ACD>6.5,则 ACD=6.5;当 ACD< 2.5,则 ACD=2.5。Hoffer Q 公式以切线关系代替直线关系用多种数学方法对曲线进行修正。

如果前房深度测量误差为 1mm,对于长眼轴的病人手术后则会产生 1D 的误差;对于正视眼的病人约产生 1.5D 误差;对于远视眼病人大约产生 2.5D 的屈光误差。因此个体化前房深度与人工晶状体类型相关,个体化前房深度随眼轴增长而增加、随角膜曲率的增长而增加、随 A 常数增加而增加,对长眼轴(>26mm)和短眼轴(<22mm)前房深度预测更加准确。

5. Holladay Ⅱ 公式 Holladay Ⅱ 是在 1988 年发布的 Holladay 公式基础上,为了更精确地预测手术后前房深度,将手术前前房深度(aACD)、晶状体厚度(len thickness,LT)、角膜直径(corneal diameter,CD)、病人年龄以及手术前屈光误差(refractive error,Rx)纳入了计算范围,由于变量更多,在理论上应该更为精确。虽然此公式于1996年首次在临床上应用,但至今仍未被正式公布,说明公式仍有缺陷。而多篇文章也指出Holladay Ⅱ公式的多个变量并未对其计算结果带来相应的提高,相比之前的三代公式或者同期的Haigis公式也并未显示出明显的优势。

6. Haigis公式 Haigis公式基于薄透镜运算法则使用三个常数即a_0、a_1、a_2预测ELP,它的可预测准确性取决于眼轴长度和手术前前房深度。与三代公式只有一个常数相比,Haigis公式使用了三个常数a_0、a_1和a_2,并可通过一定样本量的术后屈光度值优化该常数,因此经过优化的Haigis公式适用于更宽的眼轴长度,计算结果也优于其他公式。

$$ELP = a_0 + (a_1 \times ACD) + (a_2 \times AL)$$

其中a_0类似于三代公式中的A常数,a_1为ACD常数,a_2为眼轴常数。通常在没有优化的情况下,a_1的默认值为0.4,a_2的默认值为0.1,可根据不同人工晶状体厂家提供的前房深度常数改变a_1的设定。

7. Olsen公式 Olsen认为以前的计算公式中的ELP是以"薄晶状体"为模型的理论公式,即ELP会随着AL、K以及其他的术前测量值的变化而变化。但他认为如将模型变成"厚晶状体",原来的ELP就变成真实晶状体位置(actual lens position,ALP)。距离是从前房中央的角膜表面到前房中央的人工晶状体表面,是晶状体生理性位置而不是人工晶状体植入后在视轴中的位置,因而生物模型更真实、计算所得的度数更准确,Olsen公式中有C常数,优化C常数可使整个Olsen公式更加精确。C常数被定义为手术前晶状体厚度与人工晶状体手术后位置的比值,只与眼前段的解剖有关系而与K值等其他因素没有关系。见图2-3-1。

$$C = (pACD + T_{IOL}/2 - aACD)/LT$$

公式中$pACD$为手术后前房深度,$aACD$为手术前前房深度,LT为手术前的晶状体厚度,T_{IOL}为人工晶状体厚度。

8. Barrett公式 Barrett公式即Barrett Universal Ⅱ,它是利用近轴光线

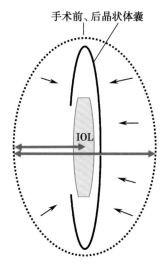

手术前、后晶状体囊

图 2-3-1　C 常数示意图

C 常数是晶状体厚度与手术后人工晶状体位置的比值

追迹法以厚晶状体模型为理论的计算公式,考虑到不同度数人工晶状体主平面的变化。公式最多需要五个变量包括 *AL*、*K*、*ACD*、*LT* 和水平角巩膜缘间距离(white to white,WTW)。Barrett Universal Ⅱ 公式已经有了网页版计算器,医生只需要将病人的上述 5 个变量输入到网页中,选择相应要植入的人工晶状体型号即可计算出相对应的人工晶状体度数(http://www.apacrs.org/barrett_universal2104/)。

9. RBF 计算器　Hill-RBF 计算器是由 Warren E. Hill 在 2017 年推出的,没有具体的计算公式。不再基于 ELP 计算人工晶状体屈光度,仅判定长眼轴、短眼轴、深前房或浅前房等条件。其采用模式识别和复杂的数据内插算法建立学习模型,见图 2-3-2,是一种高级的、自我验证的方法来进行人工晶状体屈光力选择。

目前 RBF 计算器的数据库已经从 3445 眼增加到 12 419 眼,利用 12 419 例病人 *ACD*、*AL*,*K* 及术后等效球镜数据建立边界模型。通过 RBF 的学习模型,数据不断演练,在边界模型内测得的预测值有极高的可信度,见图 2-3-3。其缺点是超出边界模型的测量值,没有足够的数据可以确保准确预测,见图 2-3-4。

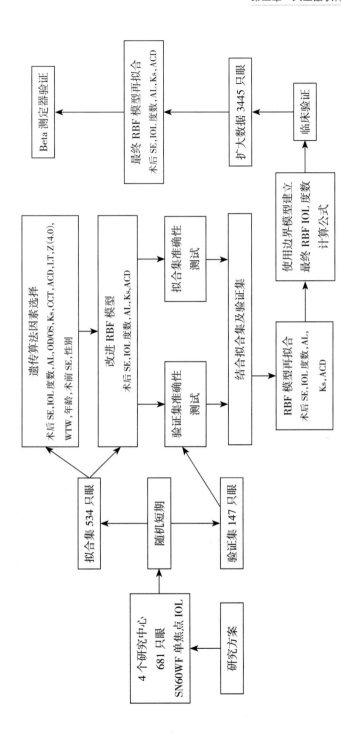

图 2-3-2 RBF 学习模型

术后、术前 SE：术后、术前等效球镜　IOL：人工晶状体　AL：眼轴　OD/OS：右眼／左眼　Ks：平均角膜曲率　CCT：中央角膜厚度　ACD：前房深度　LT：晶状体厚度　Z (4.0)：球差　WTW：白到白距离

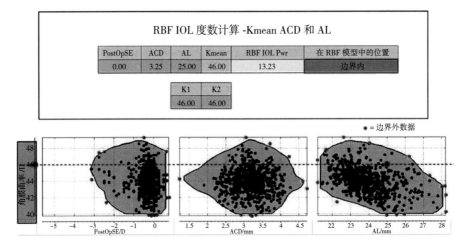

图 2-3-3　边界模型内数据有较好的预测值

PostOpSE：术后等效球镜　ACD：前房深度　AL：眼轴长度　Kmean：平均角膜曲率
RBF IOL Pwr：RBF 人工晶状体度数

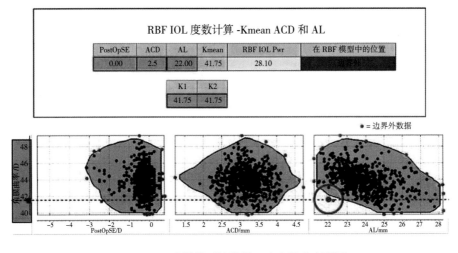

图 2-3-4　边界模型外数据无法确保准确预测

PostOpSE：术后等效球镜　ACD：前房深度　AL：眼轴长度　Kmean：平均角膜曲率
RBF IOL Pwr：RBF 人工晶状体度数

第三节　人工晶状体计算公式选择的基本原则

【共识原文】

1. 一般原则　对于正常眼轴(22~25mm),第三代之后的公式(SRK-T、Holladay Ⅰ、Hoffer Q、优化 A 常数的 Haigis、Barrett)均有较好的一致性。对于短眼轴(≤22mm),Hoffer Q、优化 A 常数的 Haigis 公式、Barrett 公式具有较好的准确性。对于长眼轴(≥25mm),SRK-T、Holladay Ⅰ、优化 A 常数的 Haigis、Barrett 具有较好的准确性。对于不同眼轴长度的人工晶状体度数计算公式的选择见表 2-3-1。

表 2-3-1　推荐眼轴长度与人工晶状体度数计算公式的选择表

眼轴长度 /mm	人工晶状体计算公式
短眼轴(≤22)	Hoffer Q,优化后的 Haigis、Barrett 公式
正常眼轴(22~25)	SRK-T、Hoffer Q 、HolladayI、优化后的 Haigis、Barrett
长眼轴(≥25)	SRK-T、HolladayI、优化后的 Haigis、Barrett

2. 角膜屈光手术后的人工晶状体度数计算公式的选择　角膜屈光术后因角膜曲率发生了改变,因此不宜采用常规人工晶状体度数计算公式进行计算。建议登陆美国角膜白内障屈光学会的网站(www.ascrs.org),根据病人的手术方式、生物学参数等因素选择相应的人工晶状体度数计算公式。

人工晶状体屈光度计算公式的选择是保证白内障术后屈光度与目标屈光度一致性的关键步骤之一,因此要求手术医生核对测量数据,结合临床经验和专业知识综合作出判断,优选人工晶状体度数的计算公式。

【共识解读】

1. 人工晶状体屈光度选择的一般原则　尽管我们在眼球轴长的测量、角膜曲率的测量和人工晶状体计算公式的选择等多个方面都进行了规范和优选,但是即便如此是否能保证病人在手术后都能获得满意的视力呢? 结合国内和国际的相关文献不难看出,白内障手术后有 70%~80% 的病人矫正视力的差值在 ±0.5D 之间,约 5% 的病例手术后的矫正视力差值 >1.0D,详见图 2-3-5。

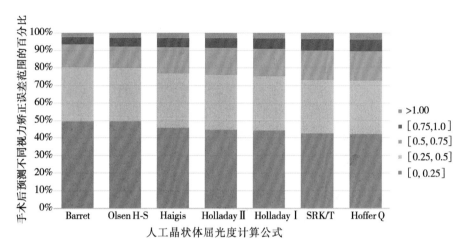

图 2-3-5　不同人工晶状体计算公式手术后的视力矫正误差表

　　根据最新的研究成果,分别根据眼球轴长、角膜曲率、前房深度和晶状体厚度与不同人工晶状体计算公式之间的关系分析如下:

　　(1)眼球轴长:当眼球轴长在 22~25mm 之间时,不同的人工晶状体计算公式所得到的计算结果基本一致,手术后的误差在 0.25D 以内。当眼球轴长≤22mm 或眼球轴长≥25mm 时,不同的人工晶状体计算公式之间的计算结果差异逐渐增大。但这种变化也为人工晶状体的选择提供帮助,例如眼球轴长为 28mm,手术后希望病人的视力偏近视,应根据 Haigis WK、Hoffer Q WK、SRK/T WK、Holladay I WK 等公式的计算结果选择人工晶状体屈光度;反之,则应根据 Holladay I、Hoffer Q、Olsen、Haigis 等公式计算结果计算人工晶状体屈光度,见图 2-3-6。

　　(2)角膜曲率:当角膜曲率在 42~46D 之间时,不同的人工晶状体计算公式所得到的计算结果基本一致,手术后的误差在 0.25D 以内。当角膜曲率≤42D 或角膜曲率≥46D 时,不同的人工晶状体计算公式之间的计算结果差

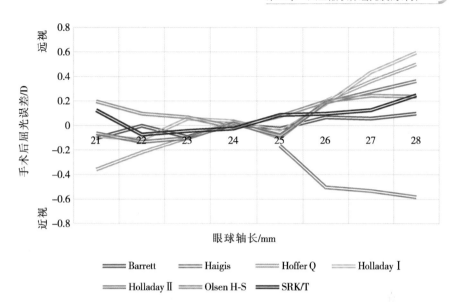

图 2-3-6　不同人工晶状体计算公式计算眼球轴长与手术后屈光误差之间的关系图

异逐渐增大。但这种变化也为人工晶状体的选择提供帮助,例如角膜曲率为 48D,手术后希望病人的视力偏近视,应根据 SRK/T、Holladay Ⅰ 等公式的计算结果选择人工晶状体屈光度;反之,则应根据 Haigis、Olsen 等公式的计算结果选择人工晶状体屈光度,见图 2-3-7。

(3) 前房深度:当前房深度在 2.75~3.75mm 之间时,不同的人工晶状体计算公式所得到的计算结果基本一致,手术后的误差在 0.25D 以内。当前房深度≤2.75mm 或前房深度≥3.75mm 时,不同的人工晶状体计算公式之间的计算结果差异逐渐增大。但这种变化也为人工晶状体的选择提供了帮助,例如前房深度 4.25mm,手术后希望病人的视力偏近视,应根据 Olsen 公式的计算结果选择人工晶状体屈光度;反之,则应根据 Hoffer Q、Holladay Ⅰ、SRK/T、Haigis 等公式的计算结果选择人工晶状体屈光度,见图 2-3-8。

(4) 晶状体厚度:当晶状体厚度在 3.5~5.0mm 之间时,不同的人工晶状体计算公式所得到的计算结果基本一致,手术后的误差在 0.25D 以内。当晶状体厚度≤3.5mm 或晶状体厚度≥5.0mm 时,不同的人工晶状体计算公式之

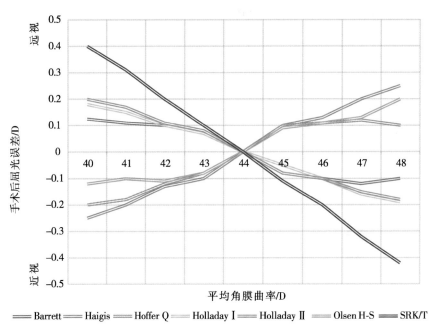

图 2-3-7 不同人工晶状体计算公式计算角膜曲率与手术后屈光误差之间的关系图

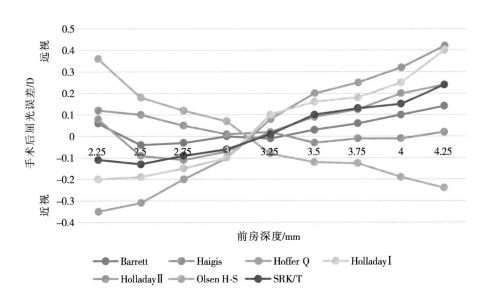

图 2-3-8 不同人工晶状体计算公式计算前房深度与手术后屈光误差之间的关系图

间的计算结果差异逐渐增大。但这种变化也为人工晶状体的选择提供了帮助,例如晶状体厚度 6.0mm,手术后希望病人的视力偏远视,应根据 Haigis、Holladay Ⅱ公式的计算结果选择人工晶状体屈光度,见图 2-3-9。

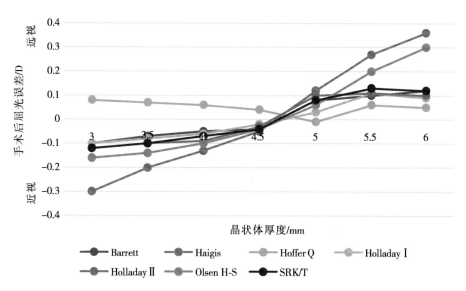

图 2-3-9　不同人工晶状体计算公式计算晶状体厚度与手术后屈光误差之间的关系图

综上所述,人工晶状体屈光度的计算是一个复杂的系统工程,不是由某一单一因素所决定的,在人工晶状体目标屈光度的选择上,要充分综合考虑眼球轴长、前房深度、晶状体厚度和角膜曲率等因素。即便如此,仍有部分病例因眼球生物学参数数值特殊、人工晶状体计算公式的不完善等原因,不能对所有的病例实现计算结果全覆盖,有极少的病例在手术后出现 >1D 以上的屈光误差。提示手术医生在特殊病例的处理上一定留有空间,以免带来不必要的处理结果。

2. 角膜屈光手术后人工晶状体屈光度计算　随着角膜屈光手术的开展,角膜屈光手术后罹患白内障的病人数量逐年增多,角膜屈光手术后人工晶状体屈光度预测的精确性已成为越来越重要的问题,提高角膜屈光术后人工晶状体度数计算的准确性和可预测性,面临着新的问题和挑战。

对于角膜屈光手术后的患眼,人工晶状体计算结果的准确性却明显下降。探究其原因主要与眼轴长度、角膜曲率测量误差及人工晶状体有效位置(effective lens position, ELP)计算预测误差有关。以角膜屈光手术治疗近视为例,手术后角膜表面形态发生了变化,前表面变平,曲率变小,而后表面仍基本不变。由较平的前表面角膜曲率可能会错误地推算出较小的 ELP,研究表明 1mm 的 ELP 可以产生 1.5~2D 的屈光误差,这种 ELP 计算误差最终导致近视性屈光术后病人出现远视漂移。因此提高角膜屈光手术后人工晶状体度数计算的准确性,一方面依赖角膜屈光力的精准测量,另一方面依赖计算公式的选择和优化。

过去的 20 年,国际上推出了 30 余种角膜屈光手术后人工晶状体度数计算方法。临床病史法过去一直被公认为评估角膜屈光术后角膜屈光力的金标准。临床上常用校正角膜曲率的方法如双 K 法、角膜接触镜过矫法、Shammas 临床来源法、Feiz-Mannis 及计算图表法等。但是我们发现,病人在接受角膜屈光手术后到开始发生白内障,再到需要手术常常需要数十年,病人是否能完整保留手术前及术后的详细资料,是临床历史法是否精准的重要影响因素。而且,临床上我们常遇到既往的术前检查时间久远,设备的不同,选取角膜曲率读数区域的不同,应用临床病史法提供角膜曲率仪算在进行人工晶状体计算的准确性都受到了一定的质疑。Wang 和 Haigis 对角膜屈光手术后病人的研究均证实,直接使用测量所得数据计算结果比临床历史法计算结果更精准。因此下面主要介绍目前计算角膜屈光手术后临床常用的几个人工晶状体计算公式的选择策略。

常用于角膜屈光手术后白内障人工晶状体计算公式,主要有:Haigis-L 公式、Holladay Ⅱ公式、Hoffer Q 公式、OCT 公式、ASCRS 线上计算器、Wang-Koch-Maloney 公式、Shammas-no history 公式等。

(1) Haigis-L 公式:Haigis-L 公式是 Haigis 公式的修正公式,是 Haidis 专为角膜屈光手术后病人设计的人工晶状体计算公式。Haigis 公式是应用三个常数作为矫正因子的数学函数来确定 ELP,它的特点是不需要使用白内障术前角膜屈光度参数来预测 ELP 的精准性,而是通过对白内障术后病人

ELP 计算是建立在术后实际测量人工晶状体位置的基础

$$ELP = a_0 + (a_1 \times ACD) + (a_2 \times AL)$$

ELP 是有效人工晶状体位置，ACD 是前房深度，AL 是眼轴长度，a_0, a_1, a_2 是多元回归分析获得常数。Haigis 同其他参数型公式相比，没有公式引入参数带来的误差。2008 年 Haigis 又进一步对公式进行了修正。

Haigis-L 公式将测得的平均角膜曲率半径（R_{meas}）换算为矫正后角膜曲率半径（R_{corr}）后，再代入 Haigis 公式计算人工晶状体度数。

$$R_{corr} = 331.5 / (-5.1625 \times R_{meas} + 82.2603 - 0.35)$$

Haigis-L 公式是目前所有人工晶状体计算公式中唯一不依赖于 Gullstrand 模型眼的公式，无须角膜曲率评估术后有效位置，减少公式带来的系统误差，可以提高角膜屈光手术后度数预测的准确性。在临床上已经被广泛应用，并取得了较好的结果。然而，部分研究显示 Haigis-L 公式有近视漂移倾向。

（2）Holladay Ⅱ 公式：Holladay Ⅱ 公式是第四代公式，是公认解决角膜屈光手术后人工晶状体计算误差的较好方法。该公式采用了 7 个变量，分别是角膜直径、眼轴长、前房深度、晶状体厚度、手术前屈光状态和年龄，因而对解剖结构异常眼人工晶状体度数的计算优于其他公式。它更好地预测了 ELP，一定程度上实现了人工晶状体屈光度数计算的个体化。Packer 等对一组角膜屈光手术后白内障人工晶状体计算结果的研究表明，80% 病人术后眼角膜屈光状态在 ±0.5D 以内，由此证实，Holladay Ⅱ 公式对于计算角膜屈光手术后人工晶状体的屈光度的计算较为精准。Argento 等研究表明，Holladay Ⅱ 公式同样对 RK 术后人工晶状体屈光度计算有着较好的准确性。IOL-Master700 已经内置了此公式，相信很快将普遍应用于临床。

（3）Hoffer Q 公式：Hoffer Q 公式预测无须屈光术前相关资料，只需代入白内障术前病人修正后角膜曲率值即可，Hoffer Q 公式的人工晶状体度数准确度好，不需要对 ELP 进行修正，对平坦角膜病例的人工晶状体度数计算较其他公式更精准。

（4）OCT 公式：OCT 公式较其他角膜曲率测量仪器具有更精准的轴向分

辨率,可测量角膜前后表面屈光力。OCT 公式发挥了 OCT 优势,不仅考虑到角膜前后表面屈光力,而且还涉及前房深度及 ELP 等多种因素,有研究表明该方法较三代公式及 Haigis-L 公式在人工晶状体计算的精准性上具有更好的预测性。

(5) ASCRS 网站计算人工晶状体度数美国角膜白内障屈光学会(American Society of Cataract and Refractive Surgery,ASCRS) 网站由 Warren Hill 创建,网站登录地址为 www.ascrs.org。该网站针对不同角膜屈光手术类型,分为近视 LASIK/PRK、远视 LASIK/PRK、RK 三个模块,进入模块后,按需输入各参数,对于近视 LASIK/PRK 的病人,该计算器包括了 13 个有价值的方法,根据所用既往资料的情况,临床病史资料按需提供,可输入的参数主要有:角膜屈光手术术前、术后屈光度(refraction, R)、角膜屈光度(K 值)、角膜屈光指数(KI)、眼轴长度(AL)、前房深度(ACD)、目标屈光度(TR)、不同公式的常数及系数等。进入计算模式即可显示每个模块相对应人工晶状体度数的计算公式并输出人工晶状体度数的平均值、最小值及最大值。文献表明,人工晶状体度数的平均值均有轻度近视偏移倾向。Wang L 等用 ASCRS 角膜屈光术后人工晶状体度数计算器进行了临床研究,发现使用不参考原始数据的计算方法比使用术前 K 值的计算方法能得到更好的结果,他们的研究结果显示 Shammas 公式和 Haigis-L 公式的预期屈光度误差最小。

(6) Wang-Koch-Maloney method 公式:由 Maloney 根据经验修正,由 Humphrey Atlas 角膜地形图仪测得轴性地形图,获得中央切削区 0~3mm 范围角膜平均曲率(K)。修正后角膜 K 值由下式计算:

$$修正后角膜 K 值 = 中央平均角膜 K 值 \times 1.114 - 5.59$$

此后 Wang 等又对 Maloney 法做了进一步改良,公式为修正后角膜 K 值 = 中央角膜 K 值 $\times 1.114 - 6.1$,此计算方法获得了更好的预测准确性,人工晶状体的屈光误差明显减少。

(7) Shammas-no history 公式:根据回归分析,推算 LASIK/PRK 术后实际角膜 K 值。方法如下:

$$矫正术后角膜屈光力 = 1.14 \times 术后实际角膜 K 值 - 6.8$$

　　该计算方法显示了更好的预测准确性,屈光及人工晶状体度数计算误差小。Shammas公式预测,术后呈轻度过矫状态。

　　角膜屈光手术后白内障人工晶状体屈光度的计算,目前还没有一个所谓的"金标准"。屈光手术后人工晶状体度数的计算目前仍然是一项挑战,临床医生尚需结合病人的需求、文化程度、生活习惯、年龄、职业、主视眼、术前屈光度等多种因素进行个体化处理,选择合适的人工晶状体度数,为病人计算选择更准确的人工晶状体度数,减小角膜屈光术后人工晶状体度数预测误差,提高病人的术后满意度。

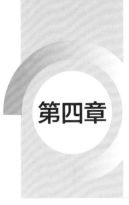

第四章　A 常数的优化

一、A 常数的概念

【共识原文】

人工晶状体制造商仅确定了 A 常数的初始值,但 A 常数实际上是高度可变的。每个手术医生在临床应用中,应通过优化 A 常数来调整不同测量族群、测量方法、人工晶状体的材料和构造等因素所导致的屈光度残差,优化的 A 常数可显著改善手术后屈光结果。

【共识解读】

1. 人工晶状体 A 常数的含义　为了追求更加准确的人工晶状体计算结果,人工晶状体计算公式一直在更新迭代,作为调整个性化计算公式中最重要的常数之一——A 常数(A-constant),源自于第二代回归公式 SRK 公式,如下所示:

$$P = A - 2.5AL - 0.9K$$

式中,P 为晶状体度数;A 为 A 常数;AL 为眼轴长度;K 为平均角膜曲率。

由此可见,SRK 公式是一个二元一次方程,其中 A 为该方程式的一个常数,没有单位,而且没有绝对固定大小的数值,其大小受众多因素影响,正因为如此,根据术前晶状体计算及术后屈光状态,重新计算,通过对 A 常数进行优化便能得到个性化 A 常数,使得晶状体计算结果趋向于更优。

　　作为 SRK 公式更新迭代的第二代 SRK Ⅱ 和第三代 SRK T 公式同时也使用了 A 常数。在其他计算公式中也存在着与 A 常数作用相似的常数,如 Haigis 公式使用了 $a_0/a_1/a_2$ 三个常数,而 Hoffer Q 使用了人工晶状体前房深度(pseudophakic anterior chamber depth, pACD),Holiday Ⅰ 则使用了手术者因素(surgeon factor, SF),Barrett 公式则使用了前房深度(anterior chamber depth, ACD),甚至在 Olsen 公式中提出了 C 常数的概念。这些常数参数可以互相换算,实际上只有一个基本常数,ULIB 数据库可提供各常数间的转换计算网页。假设某人工晶状体出厂 A 常数为 119,转化为各常数如图 2-4-1 所示。所以从广义上解释,A 常数的优化包括了对以上不同计算公式所使用的不同常数的优化。

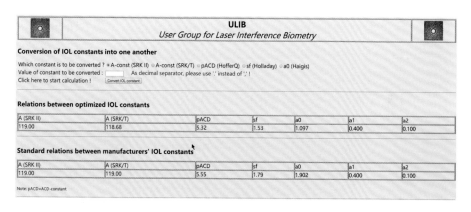

图 2-4-1　不同人工晶状体计算公式常数转换

　　2. 影响人工晶状体 A 常数的因素　　影响 A 常数的因素大致可以分为 3 类:

　　(1) 病人眼球解剖学结构因素:包括角膜曲率 K 值、眼轴长度、白到白间距、术前前房深度、晶状体厚度等因素。

　　(2) 人工晶状体相关因素:包括人工晶状体的形状、大小、变应性、襻的材质、光学面材质和形状等因素。

(3) 手术者相关因素:包括手术者的手术技巧、连续环形撕囊、黏弹剂吸除情况、人工晶状体植入位置等因素。

病人眼解剖学结构因素的影响体现于不同人种之间解剖学结构的异常,即使在相同人种中又存在不同解剖学结构的人群,如根据眼轴可分为短眼轴、正常眼轴和长眼轴人群,且术前不同检查仪器,如超声生物测量和光学生物测量,也可造成不同解剖学数据之间的差异。而在人工晶状体相关因素中,不同人工晶状体在材质、设计、形状及结构上的相异,必然对 A 常数产生不同程度的影响。故在人工晶状体计算公式常数优化中,针对的是不同类型不同名称的人工晶状体的优化。另外,术者之间的差异也影响人工晶状体 A 常数,全球能够使用人工晶状体植入的术者数量众多,其手术技巧、手术方式等不尽相同,所以作为一名合格的手术医生,应当根据自己的临床数据优化出适合自己的计算公式常数。

3. ELP 的概念 不同人工晶状体计算公式引入了不同的公式常数,旨在能够更加准确地预测人工晶状体的有效晶状体位置(effective lens position,ELP),以得到更加准确的人工晶状体度数计算结果和更加低的术后残留屈光度(图 2-4-2),其中 A 常数也不例外。以 A 常数为例,从 SRK 公式中可以看到,A 常数为该方程式中的一个没有单位的普通常数,其大小变化

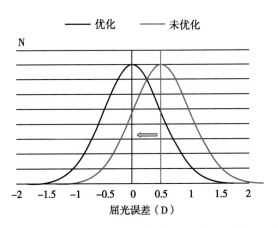

图 2-4-2 优化常数和非优化常数术后预测屈光度数分布

对应着人工晶状体计算结果的变化,呈1:1的比例关系,即不同的A常数预测出不同的有效晶状体位置,从而计算得出不同人工晶状体度数(图2-4-3)。

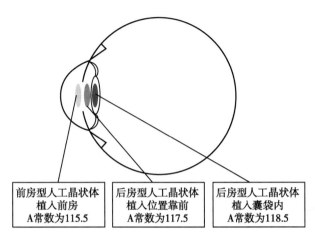

图2-4-3 A常数和有效晶状体位置的关系

由图2-4-3可以看出,在同一只眼即相同解剖学数据之下:

(1)更低的A常数,预测有效晶状体位置相对靠前,如人工晶状体植入位置在前房,计算得到的人工晶状体度数更低。

(2)更高的A常数,预测有效晶状体位置相对靠后,如人工晶状体植入位置在囊袋内,计算得到的人工晶状体度数更高。

所以针对不同人群、不同检查设备、不同人工晶状体、不同术者等因素,对A常数进行优化(包括其他计算公式常数),得到个性化A常数,对病人术后良好的屈光状态,甚至良好的视觉生活质量有着十分重要的意义。

二、A常数的优化方法

【共识原文】

1. 光学相干测量用户俱乐部(User Group for Laser Interference Biometry, ULIB)A常数优化数据 http://ocusoft.de/ulib/c1.htm。该网站汇集了全球眼科医生自愿上传的优化后的光学A常数,内容涵盖了常用的光学生物测量仪器,包括 IOL Master、Lenstar LS 900、AL-Scan、Aladdin 及 Pentacam AXL 等仪器,及其所对应的不同人工晶状体的优化常数。另外还可在 ULIB (http://ocusoft.de/ulib/ index.htm)网站下载生物测量设备专用的常数优化表格,按照表格要求进行数据填写,发送邮件至指定邮箱 wh@ocucalc.de,优化结果将会发表在 ULIB 网站上。

2. 通过超声生物测量 A 常数推导光学生物测量 A 常数　根据 Dr. Wolfgang Haigis 提出的公式计算出原始 IOL Master SRK-T 下的 A 常数。网址为 http://www.doctor-hill.com/physicians/lens_constants.htm。

3. Haigis 优化方法　在 http://www.doctor-hill.com/physicians/download. htm#two 网站下载 Haigis 公式优化表格,并按照表格要求填写,发送邮件至 Haigisoptimization@doctor-hill.com。

【共识解读】

1. 人工晶状体 A 常数的优化　为了追求优化结果的准确性和稳定性,A 常数及其他计算公式常数的优化需要严格的变量控制,参照上述影响 A 常数的因素,正如 SRK 公式创始人之一 Retslaff J 教授所指出的,纳入的病人必须符合以下的条件:

1) 人工晶状体类型及厂家相同;

2) 同一名手术医生;

3) 相同的白内障手术方式;

4) 相同的人工晶状体植入位置;

5) 相同的生物测量设备。

2. 人工晶状体 A 常数优化常见方法

(1) 综合验光法

1) 入选标准:年龄相关性白内障病人,有完整的手术前测量的眼轴长度(眼轴长度范围 18~29mm)、角膜曲率以及前房深度,手术囊袋内植入人工晶状体,术中术后无并发症,手术后 3 个月最佳矫正视力≥0.5(一般认为术后 3 个月屈光状态是稳定的)。

2) 排除标准:角膜屈光术后病人;玻璃体切除术后硅油填充眼等;术中出现并发症,如后囊膜破裂、睫状沟固定、无晶状体等。

3) 优化方法:病人按常规A值计算人工晶状体度数,白内障术后屈光稳定后进行综合验光,计算出术后屈光偏差值ΔD。

ΔD= 实际测量的术后球镜度数 +1/2(术后柱镜度数 – 术前角膜散光)– 术前屈光预测值。则每个病例的实际A常数 =A+ΔD×RF。

屈光因子RF(refraction factor)定值为:如IOL>16,RF=1.25;如IOL<16,RF=1,把所有病人调整度数(ΔD×RF)的平均值记为X,则优化后的A常数 =A+X。

(2) 有效晶状体位置法即ELP法:据SRK/T公式提供的A常数与术后有效晶状体位置(effective lens position,ELP)的关系式来计算每个病人的优化A常数,具体公式如下:

$$ELP=H+0.62467A–72.083$$

方法:测量ELP时,病人平卧位,表面麻醉后嘱病人伸出左手示指,双眼盯住手指,探头对准测量眼瞳孔的中央,观察A型超声显示屏的波形,取波形标准的数据,每个病例重复测量10次,最后取其平均值。

其中,H是角膜高度,此值因人而异,可通过角膜曲率半径(r)、平均角膜曲率(K)和修正的眼轴长度(AL_{cor})计算得到。

最后将纳入病人得到的优化A常数的平均值记为A′,此值即为优化后的A常数。

(3) 使用光学相干测量用户俱乐部(ULIB)A常数优化数据库:数据库网址为http://ocusoft.de/ulib/index.htm。

ULIB的前身为EULIB(European User Group for Laser Interference Biometry),成立于1999年并由2001年美国白内障和屈光手术协会(ASCRS)改名为ULIB。旨在为光学生物测量及其临床应用相关的信息、观点及常见问题提供交流平台并且对外开放,尤其关注的是人工晶状体参数的优化。该网站汇集了全球眼科医生自愿上传的优化后的光学A常数,涵盖了常用的光学生物测量仪器,如IOL Master、Lenstar LS 900、AL-Scan、Aladdin及Pentacam

AXL 等仪器,及其所对应的不同人工晶状体的优化常数。ULIB 会员可通过数据库定期查询数据表,获得相应晶状体最新优化后的 A 常数。

另外还可在网站上下载生物测量设备专用的人工晶状体常数优化表格,按照表格要求进行数据填写,发送邮件至指定邮箱 wh@ocucalc.de,最终得到的优化结果将会发表在 ULIB 网站上。

(4) 使用光学生物测量仪自带优化程序优化:目前各种光学生物测量设备除了提供不同人工晶状体度数计算公式之外,也提供了 A 常数优化程序,我们可以通过优化程序对不同人工晶状体计算公式进行优化。

一般而言,对于同一手术者、同一型号人工晶状体、同一种手术方式,其优化需要 20 例以上的病例数,优化所需要的数据参数包括术前生物测量数据、术后验光度数(建议手术后 2 个月的验光度数)以及术后生物测量数据。

(5) 通过超声生物测量 A 常数推导光学生物测量 A 常数:同一型号人工晶状体可有 1 个或者 2 个 A 常数,包括超声生物测量 A 常数或(和)光学生物测量 A 常数,可在人工晶状体包装盒上查看得到,而且光学生物测量 A 常数大于超声生物测量 A 常数。当某一型号人工晶状体只提供超声生物测量 A 常数或者已有超声生物测量优化 A 常数,需要使用光学生物测量数据和内置公式进行计算的时候,那么就需要与之相对应的光学生物测量 A 常数,方法如下:

1) 如果已有优化的浸润式超声生物测量 A 常数,可以直接应用于光学生物测量仪中。光学生物测量的眼轴长度是从角膜顶点到视网膜色素上皮层,而浸润式超声生物测量的眼轴长度从角膜顶点到视网膜内界膜,所以理论上光学生物测量的眼轴长度应长于浸润式超声生物测量的眼轴长度。实际上光学生物测量仪所得到的眼轴长度已经通过其内置算法进行调整约等于浸润式超声生物测量的眼轴长度。故浸润式超声生物测量 A 常数可用于光学生物测量 A 常数,但仍需进一步优化。

2) 如果已有优化的接触式超声生物测量 A 常数,可有两种方式进行推导优化:

① 可根据 Dr. Wolfgang Haigis 提出的公式计算出 IOL-Master SRK/T 的 A 常数。

光学 A 常数 = 超声 A 常数 +3 ×（光学眼轴长度 – 超声眼轴长度）

② 可通过加一特定数值得到光学生物测量的优化 A 常数,见表 2-4-1。

表 2-4-1 不同公式常数和接触式超声生物测量 A 常数之间关系

公式	增加扁平晶状体常数
Holladay Ⅰ	0.16
Holladay Ⅱ	0.16
Hoffer Q	0.16
SRK/T	0.34
SRK Ⅱ	0.36

需要注意的是,建议每满10~20个病人,则对手术后结果进行重新审视,并且对 A 常数进一步优化,直至优化的 A 常数稳定,数值波动范围在 0.10 以内,才能得到最优的优化 A 常数。

（6）使用超声生物测量数据和角膜曲率计推算光学生物测量 A 常数:使用超声生物测量数据和角膜曲率计推算光学生物测量 A 常数公式如下:

$$A_{IOL\text{-}Master}=A_{Ultrasound} + 3 \times (AL_{IOL\text{-}Master}-AL_{Ultrasound}) -6 \times (R_{IOL\text{-}Master}-R_{Keratometer})$$

式中,$R_{IOL\text{-}Master}$ 为 IOL-Master 测量的平均角膜曲率;$R_{Keratometer}$ 为单独的角膜曲率计测量的平均角膜曲率。

（7）Haigis 公式优化法:可在网站 http://www.doctor-hill.com/physicians/download.htm#two,下载 Haigis 公式优化表格,并按照表格要求填写相应数据,发送邮件至 aigisoptimization@doctor-hill.com,优化结果将通过邮箱返回。

3. 人工晶状体 A 常数的优化示例

（1）ULIB 数据库的使用方法,以 IOL-Master 500 为例。

1）登录网址 ULIB 首页（http://ocusoft.de/ulib/index.htm）,见图 2-4-4。

2）选择 IOL-Master 优化数据库:点击"Zeiss Optical Biometry（IOL Master, optimized IOL constants, ACMaster）",见图 2-4-4 箭头所示,进入数据库,如图 2-4-5。

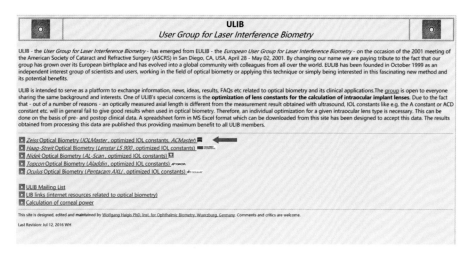

图 2-4-4　ULIB 数据库首页

红色箭头所指即为蔡司光学生物测量数据库

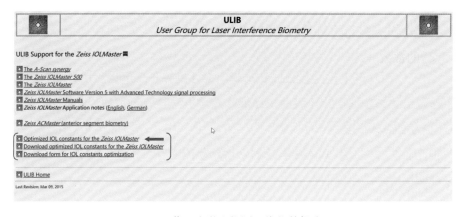

图 2-4-5　蔡司光学生物测量优化数据库页面

红框中所指为 IOL-Master 优化相关内容：从上往下，IOL-Master 人工晶状体常数优化数据库、人工晶状体常数优化数据蔡司官网下载链接、人工晶状体常数优化数据收集表格

　　3）选择使用 ULIB 人工晶状体常数优化数据进入优化数据库：点击"Optimized IOL constants for the Zeiss IOL Master"，见图 2-4-5 箭头所示，进入数据库查看不同的医生、不同的国家、不同的人工晶状体和不同计算公式的优化常数，如图 2-4-6。

Optimized IOL Constants for the **ZEISS IOLMaster** calculated from patient data on file (as of Oct 31, 2016):
Please note: constants are *preliminary*, especially if n < 50 ! (For details how to create your own tentative constants, please click here).
Please note also: the constant a0 of the Haigis formula may be *positive* as well as *negative* !

IOL	nominal	Haigis	HofferQ	Holl.1	SRK/T	SRK II	n	Ref.
1stQ Basis Z	A=118.0	a0=0.325 a1=0.255 a2=0.141	pACD=5.01	sf=1.25	A=118.1	A=118.3	672	[49],[223],[224],[84],[33],[245],[122],[246],[271],[272],[286],[350]
1stQ Basis Q	A=118.0	a0=0.278 a1=0.427 a2=0.120	pACD=5.02	sf=1.25	A=118.1	A=118.3	601	[253],[272],[245]
1stQ Basis Z progressiv - discontinued	A=118.0	a0=1.18 a1=0.40	pACD=5.40	sf=1.64	A=118.8	A=119.0	59	[364]
1stQ Basis Z hydrophob (+)	A=118.0	a0=1.32 a1=0.40 a2=0.10	pACD=5.46	sf=1.70	A=118.9	A=119.2	97	[271]
1stQ Basis K	A=118.9	a0=0.95 a1=0.40 a2=0.10	pACD=5.15	sf=1.37	A=118.3	A=118.6	122	[345]
Aaren Scientific OPTIVIS	A=118.1	a0=0.75 a1=0.40 a2=0.10	pACD=4.97	sf=1.20	A=118.0	A=118.2	71	[237],[291],[243]
Aaren Scientific AQUA 4 Y RM	A=118.5	a0=1.36 a1=0.40 a2=0.10	pACD=5.54	sf=1.74	A=118.8	A=119.2	117	[263]
Aaren Scientific EC-3	A=118.2	a0=1.45 a1=0.40 a2=0.10	pACD=5.69	sf=1.89	A=119.1	A=119.4	35	[263]
Aaren Scientific EC-1YH PAL	A=117.8	a0=1.20 a1=0.40 a2=0.10	pACD=5.40	sf=1.61	A=118.7	A=118.8	100	[263],[290]
Aaren Scientific EC-1R PAL	A=118.3	a0=1.21 a1=0.40 a2=0.10	pACD=5.37	sf=1.63	A=118.7	A=119.1	55	[319]
Aaren Scientific EC-3 PAL	A=117.7	a0=1.10 a1=0.40 a2=0.10	pACD=5.28	sf=1.46	A=118.4	A=118.4	47	[365]
Alcon AcrySof MA60BM (Japan)	A=118.9	a0=1.98 a1=0.40 a2=0.10	pACD=6.10	sf=2.32	A=119.8	A=120.5	99	[41]

图 2-4-6　IOL-Master 人工晶状体常数优化数据库
表格从左到右分别为人工晶状体类型、原始 A 常数、Haigis 公式、HofferQ 公式、Holladay
公式、SRK/T 公式、SRK Ⅱ公式、常数优化样本量、常数优化贡献者

　　4）选择需要优化的人工晶状体类型：如选择 Toric SN6AT 人工晶状体
优化后的常数，如图 2-4-7。

Alcon ReSTOR SA60D3	A=118.1	a0= -0.123 a1=0.099 a2=0.189	pACD=5.23	sf=1.46	A=118.5	A=118.7	339	[57],[58],[59],[60],[61],[85]
Alcon ReSTOR SN6AD1/3	A=118.9	a0= -0.385 a1=0.197 a2=0.204	pACD=5.64	sf=1.84	A=119.0	A=119.1	885	[55],[243],[278]
Alcon Toric SN6AT(2-9)	A=119.0	a0= -0.323 a1=0.213 a2=0.208	pACD=5.81	sf=1.98	A=119.2	A=119.3	584	[55],[302]
Alcon Toric SN6AT(3-5) (Japan)	A=119.0	a0=1.78 a1=0.40 a2=0.10	pACD=5.91	sf=2.08	A=119.3	A=119.6	77	[41]
Alcon ReSTOR SN6AD1/3 (India)	A=119.1	a0=1.35 a1=0.40 a2=0.10	pACD=5.57	sf=1.80	A=119.0	A=119.3	66	[314]
Alcon ReSTOR SN6AD2 (India)	A=119.1	a0=1.45 a1=0.40 a2=0.10	pACD=5.64	sf=1.89	A=119.2	A=119.5	31	[314]
Alcon ReSTOR SV25T0 (India)	A=119.1	a0=1.63 a1=0.40 a2=0.10	pACD=5.84	sf=2.05	A=119.3	A=119.6	16	[314]
Alcon ReSTOR SV25T0	A=119.1	a0=1.66 a1=0.40 a2=0.10	pACD=5.82	sf=2.07	A=119.5	A=119.8	70 new	[147],[367]
Alcon Panoptix TFNT00	A=119.1	a0=1.39 a1=0.40 a2=0.10	pACD=5.63	sf=1.83	A=119.1	A=119.3	26 new	[395]
AMO SI30 NB	A=117.4	a0=1.23 a1=0.40 a2=0.10	pACD=5.34	sf=1.58	A=118.5	A=118.6	34	[15]

图 2-4-7　选择需要优化的人工晶状体类型
红框中示 Toric SN6AT 人工晶状体的优化常数列表，可见不同公式不同常数优化后的数值

　　需要注意的是常数优化的人群来源，人群不同，会造成相同人工晶状体
优化后的常数不同。如图 2-4-7 红框最右边一栏，Toric SN6AT（2-9）贡献者
为［55］、［302］，来自美国，Toric SN6AT（3-5）（Japan）贡献者为［41］，来自日

[55]: data by W.Hill, MD, USA

[302]: data by Joseph R. Bishop III, Bluffton, SC, USA

[41]: data by C.Suto, MD, Tokyo, Japan

图 2-4-8 贡献者及其国籍

本,见图 2-4-8。两者优化后的相同常数不相同。

(2) 使用光学生物测量仪自带优化程序优化,以 IOL-Master 为例。

1) 进入人工晶状体管理界面:IOL-Master 系统界面,点击"设置"按钮,选择 IOL;点击晶状体管理,如图 2-4-9,进入手术医生晶状体管理界面,如图2-4-10。

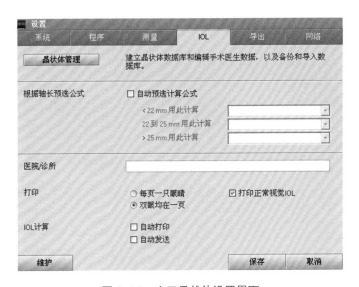

图 2-4-9 人工晶状体设置界面

2) 选择相应手术医生,进入该手术医生晶状体常数管理界面。如图2-4-11,选择的是 Cataract(yh)手术医生。

3) 选择需要优化的人工晶状体,点击优化按钮开始优化。如图 2-4-12,选择需要优化的人工晶状体,如本例选择 Aa,点击优化按钮,进入优化管理界面。

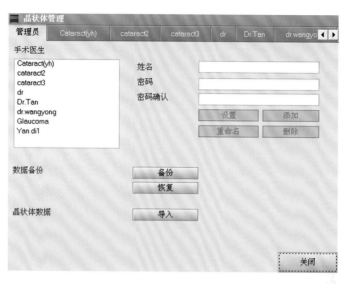

图 2-4-10　不同手术医生晶状体管理界面

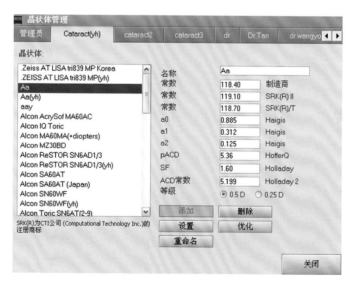

图 2-4-11　手术医生晶状体常数管理界面

最上栏为不同手术医生,左侧栏为不同人工晶状体,对应右侧为该
人工晶状体正使用的不同计算公式所对应的常数数值

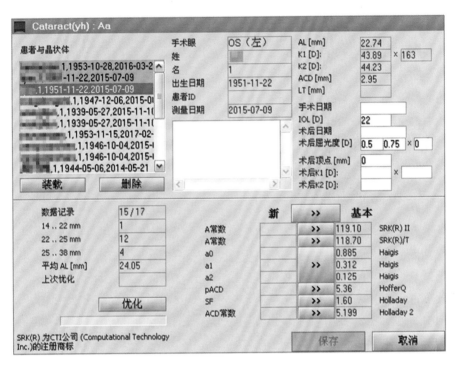

图 2-4-12 IOL-Master 优化管理界面

4）点击装载，系统加载可用于优化所有患者资料，进入数据加载界面，见图 2-4-13。选择图中右侧栏用于常数优化的患者数据；选择眼别，勾选右眼（OD）或者左眼（OS）；点击 "<<" 按钮把该患者加入左侧栏中，左侧栏中显示的是用于常数优化选中的患者数据，至少需要在左侧栏中选中 20 名患者病例数。

5）选择用于优化常数的患者病例：主要操作按钮，如图 2-4-14 所示。如果某位患者数据不用于常数优化，可以点击 ">>" 返回数据到右侧栏中，点击删除则为永久删除左侧栏或者右侧栏的数据，谨慎操作。

6）录入选中患者术后数据：逐一录入选中患者术后数据，最重要的是人工晶状体度数和术后屈光度，要求至少手术后 2 个月屈光稳定后的数据，如图 2-4-15 所示。

7）完成数据加载和录入后，点击图 2-4-15 左下优化按钮开始优化。优

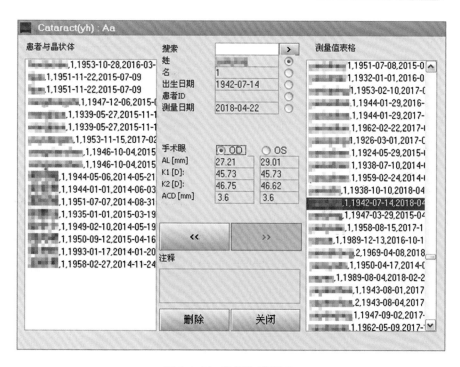

图 2-4-13　数据加载界面
图右侧为可用患者数据

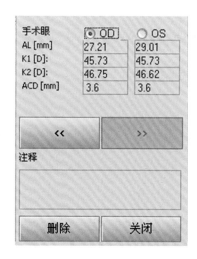

图 2-4-14　数据加载界面主要操作按钮

149

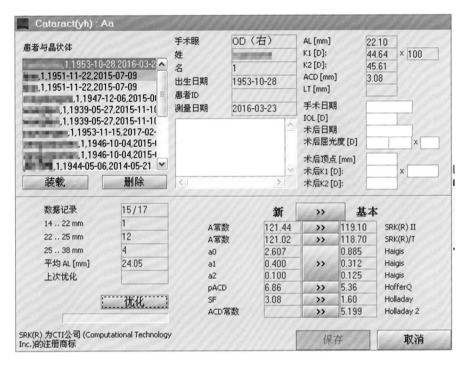

图 2-4-15　录入患者术后数据界面

化后的常数会显示在下图,见图 2-4-16。

8) 点击图 2-4-16 ">>" 按钮,把优化后常数数据添加到基本一栏中。最上方 ">>" 为全部添加,其他为逐一添加,添加完成后如图 2-4-17所示。

9) 最后点击保存即可完成,返回晶状体管理界面。可进一步进行其他操作,如再次优化,或者数据备份、恢复,或者晶状体数据导入等。

4. 总结　追求精确的术后屈光误差是白内障屈光手术时代最基本的要求,而精准的生物测量、最准确的计算公式选择和最合适的人工晶状体,以及娴熟的手术技巧和妥善的围术期护理,都是保障患者术后拥有良好屈光视力的重要手段。然而现阶段,由于人工晶状体种类繁多、设计及材质各异,且患者解剖学结构不尽相同,以及不同术者手术技巧的不同,必定造成患者术后残余屈光度良莠不齐,这就要求术者必须结合临床经验和数据对不同

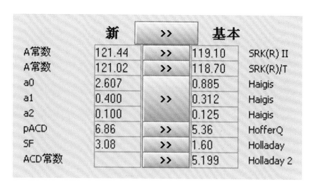

图 2-4-16　优化后的常数,新一栏为优化后的数据

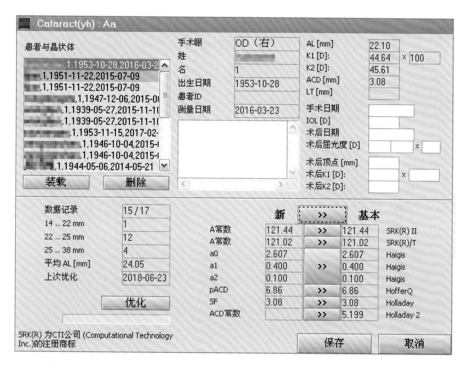

图 2-4-17　右下角可见新优化得到的常数添加入基本后新数值和基本数值相等

晶状体、不同计算公式进行个性化优化，以得到最优的术后预测屈光度。A常数（包括其他公式所使用的常数）的优化是现阶段最简单、最直接、最有效的针对不同计算公式的微调手段。术者应当时常重新审视人工晶状体计算结果的准确性，收集数据，建立不断优化、不断更新迭代的个性化数据库，始终追求更优的 A 常数（包括其他公式所使用的常数），在最基本的屈光层面保障患者良好的术后视觉生活质量。

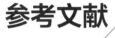

参考文献

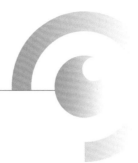

1. Shammas HJ. Intraocular Lens Power Calculations. Thorofare：SLACK Incorporated，2003. 16-24；41-55；83-92；113-123；126-138；159-170.

2. Drexler W，Findl O，Menapace R，et al. Partial coherence interferometry：a novel approach to biometry in cataract surgery. Am J Ophthalmol，1998，126（4）：524-534.

3. Shammas HJ. A comparison of immersion and contact techniques for axial length measurement. J Am Intraocul Implant Soc ，1984，10（4）：444-447.

4. Schelenz J，Kammann J. Comparison of contact and immersion techniques for axial length measurement and implant power calculation. J Cataract Refract Surg，1989，15（4）：425-428.

5. Haigis W，Lege B，Miller N，et al. Comparison of immersion ultrasound biometry and partial coherence interferometry for intraocular lens calculation according to Haigis. Graefes Arch Clin Exp Ophthalmol. 2000，238（9）：765-773.

6. Packer M，Fine IH，Hoffman RS，et al. Immersion A-scan compared with partial coherence interferometry：outcomes analysis. J Cataract Refract Surg，2002，28（2）：239 -242.

7. Landers J，Goggin M. Comparison of refractive outcomes using immersion ultrasound biometry and IOL Master biometry. Clin Experiment Ophthalmol，2009，

37(6):566-569.

8. Findl O,Kriechbaum K,Sacu S,et al. Influence of operator experience on the performance of ultrasound biometry compared to optical biometry before cataract surgery. J Cataract Refract Surg,2003,29(10):1950-1955.

9. Eleftheriadis H. IOL Master biometry:refractive results of 100 consecutive cases. Br J Ophthalmol,2003,87(8):960-963.

10. Wang L,Shirayama M,Ma XJ,et al. Optimizing intraocular lens power calculations in eyes with axial lengths above 25.0 mm. J Cataract Refract Surg,2011,37(11): 2018-2027.

11. Abulafia A,Barrett GD,Rotenberg M,et al. Intraocular lens power calculation for eyes with an axial length greater than 26.0 mm:comparison of formulas and methods. J Cataract Refract Surg,2015,41(3):548-556.

12. Haigis W. Intraocular lens calculation in extreme myopia. J Cataract Refract Surg, 2009,35(6):906-911.

13. Shugar JK,Lewis C,Lee A. Implantation of multiple foldable acrylic posterior chamber lenses in the capsular bag for high hyperopia. J Cataract Refract Surg, 1996,22(Suppl 2):1368-1372.

14. Dietlein TS,Roessler G,Luke C,et al. Signal quality of biometry in silicone oil-filled eyes using partial coherence laser interferometry. J Cataract Refract Surg, 2005,31(5):1006-1010.

15. Connors R 3rd,Boseman P 3rd,Olson RJ. Accuracy and reproducibility of biometry using partial coherence interferometry. J Cataract Refract Surg,2002,28 (2):235-238.

16. Vogel A,Dick HB,Krummenauer F. Reproducibility of optical biometry using partial coherence interferometry:intraobserver and interobserver reliability. J Cataract Refract Surg,2001,27(12):1961-1968.

17. Tehrani M,Krummenauer F,Blom E,et al. Evaluation of the practicality of optical biometry and applanation ultrasound in 253 eyes. J Cataract Refract Surg,2003,

29(4):741-746.

18. Goyal R, North RV, Morgan JE. Comparison of laser interferometry and ultrasound A-scan in the measurement of axial length. Acta Ophthalmol Scand, 2003, 81(4): 331-335.

19. Jasvinder S, Khang TF, Sarinder KK, et al. Agreement analysis of LENSTAR with other techniques of biometry. Eye, 2011, 25(6): 717-724.

20. Hill W, Angeles R, Otani T. Evaluation of a new IOL Master algorithm to measure axial length. J Cataract Refract Surg, 2008, 34(6): 920-924.

21. Gale RP, Saldana M, Johnston RL, et al. Benchmark standards for refractive outcomes after NHS cataract surgery. Eye, 2006, 23(1): 149-152.

22. Olsen T. Calculation of intraocular lens power: a review. Acta Ophthalmol Scand, 2007, 85(5): 472-485.

23. Zuberbuhler B, Morrell AJ. Errata in printed Hoffer Q formula. J Cataract Refract Surgery. 2007, 33(1): 2; author reply 2-3.

24. Hoffer KJ. Clinical results using the Holladay 2 intraocular lens power formula. J Cataract Refract Surg, 2000, 26(1): 1233-1237.

25. Olsen T, Corydon L, Gimbel H. Intraocular lens power calculation with an improved anterior chamber depth prediction algorithm. J Cataract Refract Surg, 1995, 21(3): 313-319.

26. Retzlaff JA, Sanders DR, Kraff MC. Development of the SRK/T intraocular lens implant power calculation formula. J Cataract Refract Surg, 1990, 16(6): 333-340.

27. Mingo-Botin D, Munoz-Negrete FJ, Won Kim HR, et al. Comparison of toric intraocular lenses and peripheral corneal relaxing incisions to treat astigmatism during cataract surgery. J Cataract Refract Surg, 2010, 36(10): 1700-1708.

28. Kessel L, Andresen J, Tendal B, et al. Toric intraocular lenses in the correction of astigmatism during cataract surgery: a systematic review and meta-analysis. Ophthalmology, 2016, 123(2): 275-286.

29. Olsen T. Use of fellow eye data in the calculation of intraocular lens power for the

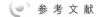
second eye. Ophthalmology, 2011, 118(9): 1710-1715.

30. Olsen T. Prediction of the effective postoperative (intraocular lens) anterior chamber depth. J Cataract Refract Surg, 2006, 32(3): 419-424.

31. Aristodemou P, Knox Cartwright NE, Sparrow JM, et al. Formula choice: Hoffer Q, Holladay 1, or SRK/T and refractive outcomes in 8108 eyes after cataract surgery with biometry by partial coherence interferometry. J Cataract Refract Surg, 2011, 37(1): 63-71.

32. Sheard RM, Smith GT, Cooke DL. Improving the prediction accuracy of the SRK/T formula: the T2 formula. J Cataract Refract Surg, 2010, 36(11): 1829-1834.

33. Lam DK, Chow VW, Ye C, et al. Comparative evaluation of aspheric toric intraocular lens implantation and limbal relaxing incisions in eyes with cataracts and ≤3 dioptres of astigmatism. Br J Ophthalmol, 2016, 100(2): 258-262.

34. Koch DD, Ali SF, Weikert MP, et al. Contribution of posterior corneal astigmatism to total corneal astigmatism. J Cataract Refract Surg, 2012, 38(12): 2080-2087.

35. Eom Y, Rhim JW, Kang SY, et al. Toric intraocular lens calculations using ratio of anterior to posterior corneal cylinder power. Am J Ophthalmol, 2015, 160(4): 717-724.

36. Eom Y, Kang SY, Song JS, et al. Effect of effective lens position on cylinder power of toric intraocular lenses. Can J Ophthalmol, 2015, 50(1): 26-32.

37. Thiagarajan M, McClenaghan R, Anderson DF. Comparison of visual performance with an aspheric intraocular lens and a spherical intraocular lens. J Cataract Refract Surg, 2011, 37(11): 1993-2000.

38. Schuster AK, Tesarz J, Vossmerbaeumer U. The impact on vision of aspheric to spherical monofocal intraocular lenses in cataract surgery: a systematic review with meta-analysis. Ophthalmology, 2013, 120(11): 2166-2175.

39. Rubenstein JB, Raciti M. Approaches to corneal astigmatism in cataract surgerye. Curr Opin Ophthalmol, 2013, 24(1): 30-34.

40. Norrby S. Sources of error in intraocular lens power calculation. J Cataract Refract

Surgery,2008,34(3):368-376.

41. MacLaren RE,Natkunarajah M,Riaz Y,et al. Biometry and formula accuracy with intraocular lenses used for cataract surgery in extreme hyperopia. Am J Ophthalmol,2007,143(6):920-931.

42. Wang JK,Hu CY,Chang SW. Intraocular lens power calculation using the IOL Master and various formulas in eyes with long axial length. J Cataract Refract Surg,2008,34(2):262-267.

43. Narvaez J,Zimmerman G,Stulting RD,et al. Accuracy of intraocular lens power prediction using the Hoffer Q,Holladay 1,Holladay 2,and SRK/T formulas. J Cataract Refract Surg,2006,32(12):2050-2053.

44. Eom Y,Kang SY,Song JS,et al. Use of corneal power-specific constants to improve the accuracy of the SRK/T formula. Ophthalmology,2013,120(3):477-481.

45. Dhanishta Kemraz,Xue-Ying Cheng,Xu shao,et al. Age-related changes in corneal spherical aberration. Journal of Refractive Surg,2018,34(11):760-767.

46. Xu Shao,Kai-Jing Zhou,An-Peng Pan,et al. Age-related changes of corneal astigmatism. Journal of Refractive Surgery,2017,33(10):696-703.

47. 俞阿勇.角膜光学特性与人工晶状体优选.北京:人民卫生出版社.2017:31-47.

48. Fyodorov SN,Kolonko Al. Estimation of optical power of the intraocular lens. Vestnik Oftalmologic(Moscow),1967,80(4):27-31.

49. Colenbrander MC. Calculation of the power of an iris clip lens for distant vision. Br J Ophthalmol,1973,57(10):735-740.

50. Hoffer KJ. Intraocular lens calculation:The problem of the short eye. Ophthalmic surg,1981;12(4):269-272.

51. Binkhorst RD. The optical design of intraocular lens implants. Ophthalmic Surg,1975,6(3):17-31.

52. Sanders D , Retzlaff J , Kraff M , et al. Comparison of the accuracy of the Bin khorst , Colenbrander and SRK implant power prediction formulas. J Am Intraocul Implant Soc , 1981 , 7 (4) : 337-340.

53. Norrby S. Sources of error in intraocular lens power calculation. J Cataract Refract Surgery , 2008 , 34 (3) : 368-376.

54. Hoffer KJ. The effect of axial length on posterior chamber lenses and posterior capsule position. Current Concepts in Ophthalmic Surgery , 1984 , 1 : 20-22.

55. Binkhorst RD. Biometric A-scan ultrasonography and intraocular lens power calculation. //Emery JE. Current Concepts in Cataract Surgery : Selected Proceedings of the Fifth Biennial Cataract Surgeryical Congress. St Louis : Mosby CV , 1987 : 175-182.

56. Sanders DR , Retzlaff Kraff MC. Comparison of the SRK Ⅱ formula and other second generation formulas. Cataract Refract Surg , 1988 , 14 (2) : 136-141.

57. Holladay JT , Prager TC , Chandler TY , et al. A three-part system for refining intraocular lens power calculations. Cataract Refract Surg , 1988 , 14 (1) : 17-24.

58. Retzlaff J , Sanders DR , Kraff MC. Development of the SRK/T intraocular lens implant power calculation formula. Cataract Refract Surg , 1990 , 16 (3) : 333-340.

59. Hoffer KJ. The Hoffer Q formula : A comparison of theoretic and regression formulas. J Cataract Refract Surgery , 1993 , 19 (6) : 700-712.

60. Olsen T , Oleson H , Thim K , et al. Prediction of postoperative intraocular lens chamber depth. Cataract Refract Surgery , 1990 , 16 (5) : 587-590.

61. Shammas HJ. Intraocular Lens Calculations. Thorofare : SLACK Incorporated , 2004 : 27-40.

62. David L , Cooke MD , Timothy L , et al.. Comparison of 9 intraocular lens power calculation formulas. J Cataract Refract Surg , 2016 , 42 (8) : 1157-1164.

63. Retzlaff J. A new intraocular lens calculation formula. Am Intra-Ocul Implant Soc J , 1980 , 6 (2) : 148-152.

64. Holladay JT , Prager TC , Chandler TY , et al. A three-part system for refining

intraocular lens power calculations. J Cataract Refract Surg, 1988, 14 (1): 17-24.

65. Barrett GD. An improved universal theoretical formula for intraocular lens power prediction. J Cataract Refract Surg, 1993, 19 (6): 713-720.

66. Olsen T, Hoffmann P. C constant: new concept for ray tracing-assisted intraocular lens power calculation. J Cataract Refract Surg, 2014, 40 (5): 764-773.